Stay's

Shiki MACHIDA
町田志樹
[了德寺大学 健康科学部]
[医学教育センター]

99% が理解できた
解剖学オンライン講義

ステイズ・アナトミー
Anatomy

運動器編

はじめに

　2020年1月より明らかとなった新型コロナウイルス感染症（COVID-19）によるパンデミックは社会経済に大きな打撃を与え，我々の生活を一変させました．その影響は当然ながら高等教育の領域にも及び，今も講義の大半をオンラインで学ばざるを得ない学生も多いのではないかと思います．

　一斉・集団・対面講義を前提としてきた従来の教育モデルからの急激な転換は，学生・教員ともに大きな負荷であったと推測します．特に医療従事者を志して進学したにもかかわらず，思い描いた大学生活を過ごすことができない学生たちの声は悲痛でした．ＳＮＳなどで彼らの訴えを目にするたびに「教育者として今，何かできることはないだろうか」という思いが日増しに強くなり，考え抜いた結果，私の専門性を踏まえたうえで外出自粛を遵守する学生達のために無料オンライン解剖学講義「Stay's Anatomy」を立ち上げようという結論に至りました．

Stay's Anatomy とは

　当初，Stay's Anatomy はわずか数名の学生に対する学力サポートのつもりで立ち上げました．開講は第1回目の緊急事態宣言中（2020年4～5月）の毎週日曜日の10時30分からの90分間とし，Zoom を用いて配信していました．その後，さまざまな方の助言を踏まえて配信方法を修正し，LINE オープンチャットを活用して参加者も募るようになりました．神経編からスタートして脳画像編・消化器編・循環器編と回数を重ねるごとに口コミで参加者数は増加し，ピーク時には約5,000名が登録するコンテンツへと成長しました（結果，2020年に株式会社LINE様より第2回LINEオープンチャットリーダーアワードを受賞致しました）．

参加者の内訳としては理学療法士・作業療法士養成校の学生が最も多く，医師・看護師・灸師・柔道整復師・アスレチックトレーナーなどの職種を目指す学生ならびに現職者の方々にもご参加いただきました．また受講後に実施したアンケート調査の結果では参加者の

99％が『理解できた』，97％が『満足』

との回答を得ることができました．「オンライン講義はわかりにくい・伝わりにくい」と言われることが多い昨今ではありますが，試行錯誤の結果がこのような良いリアクションに繋がったことを講師として非常に嬉しく思っております．

Stay's Anatomy 書籍化について

多くの方々からのStay's Anatomy書籍化のご要望をいただき，株式会社羊土社様より2020年10月に神経・循環器編，2021年4月には臓器編を上梓させていただきました．元来，Stay's Anatomyは学生支援のためのボランティアとして実施してきたため，まさか書籍化に至るとは夢にも思いませんでした．執筆には非常に多くの労力と時間を割きましたが，結果として視聴できなかった多くの方々のもとにも講義を届けることができ，嬉しく思っております．また，これまで出版した2冊の書籍に対し，「イメージしやすかった」「楽しみながら学ぶことができた」「わかりやすかった」などのレビューを多数いただいた点につきましても，本当に著者冥利に尽きます．

最終巻・運動器編

私は普段，教壇に立つ際に「正しく・楽しく・わかりやすい講義」を展開することを心がけています．当然ながらその思いは今，手にとっていただいているStay's Anatomyの最終巻「運動器編」にも存分に込めました．

本書にはこれまで開催した運動器に関するオンライン講義を統合・再編し，さ

らにブラッシュアップして掲載しています．講義内容は骨・関節の基礎からスタートし，各種医療職の臨床・国家試験を想定したうえで脊柱の構造や四肢の骨・関節・筋について展開していきます．また，要所要所に実際の講義でも好評だったStay's Anatomy流の解説を加え，他の書籍とは一線を画すわかりやすさを実現しています．是非，楽しみつつ学習を進めていただければ幸いです．それではStay's Anatomy運動器編，スタートです．

2021年7月

町田志樹

編集部注：
・オンライン講座 Stay's Anatomyの内容を下敷きに，書籍化にあたり，大幅な加筆・再構成をしております．実際の講義内容と異なる点がありますこと，予めご了承ください．
・本文中のイラスト左上の頁等は公式テキスト『PT・OT ビジュアルテキスト専門基礎 解剖学』（羊土社，2018）の該当頁，図番号です．フルカラーの公式テキストをお手元に本書を読み進めることで，関連情報やより深い理解へとつながります．

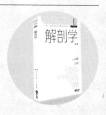

Stay's Anatomy 運動器編

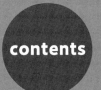

contents

第2講 上肢の骨・関節

第3講 上肢の筋

第5講 下肢の筋

◆ <u>オンライン講座インフォメーション</u>　〜Stay's Anatomy の概要〜

開催日	テーマ	使用テキスト*	LINE OpenChat 登録者数
2020 年 4/5（日）	神経編	A	0 名 (zoom 開催)
4/12（日）	循環器編	A	358 名 (zoom 開催)
4/19（日）	神経編	A	1,250 名
4/26（日）	上肢の運動器編（骨格筋）	B	2,459 名
4/29（水）	脳画像編	A	3,226 名
5/3（日）	下肢の運動器編（骨格筋）	B	3,788 名
5/10（日）	呼吸器編	A	4,328 名
5/17（日）	脊柱編	A	4,758 名
5/24（日）	消化器編	A	4,820 名
5/31（日）	心電図編	C	4,853 名

- - - - - - - - - - 5 月 31 日で終了としたが，7 月 5 日より活動再開. - - - - - - - - - -

7/5（日）	内分泌編	A	4,654 名
8/2（日）	泌尿器編	A	4,834 名

・
・
・

毎月第 1 日曜日の 10 時半より開講中.
「Stay's Anatomy 〜週末オンライン無料解剖学講義〜」
最新の情報・詳細は右 QR コードより.

---

* 使用テキストの記号は，A=「PT・OT ビジュアルテキスト専門基礎　解剖学」(羊土社 , 2018)，B=「町田志樹の聴いて覚える起始停止」(三輪書店 , 2019)，C=「そうだったのか！絶対読める心電図」(池田隆徳 / 著，羊土社，2011)

当時の「なるほど!」「そういうことか!」が 📖 で体験**できます!

<書籍シリーズとの対応表>

神経・循環器	臓器	運動器
○		
○		
○		
		○
○ 特典!		
		○
	○	
		○
	○ 特典!	
○ 特典!		
	○ 特典!	
	○	

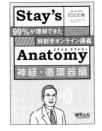

迷ったら，注目厳選の
イエロー本

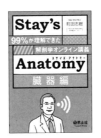

体の内部が見えてくる
ブルー本

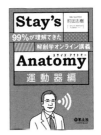

動きに強くなる
ピンク本

** 購入者特典として，一部の配信動画が視聴可能です．また，書籍化にあたり加筆・修正・再構成しているため，テーマは同一ですが各回の内容とは完全には対応していません．

.

骨学の基礎と脊柱

"Stay's Anatomy 運動器編は脊柱からスタートです. その前に骨学の基礎についても, 要点を押さえておきましょう."

みなさん，遠隔授業には慣れましたか．学習はうまく進んでますか．遠隔授業で効率よく学習するためには，受講する側の姿勢も重要です．普段の授業のように椅子に座って，できるだけ受信環境が良い状態で受けてください．寝転がりながらスマホで見るのは，やめましょうね．今日の配信も，普段の授業を効率よく受講するための練習だと思いましょう．それだけでも，頭に入る量と質が変わりますから．では，今月も講義をスタートしましょう．まず骨学の基本から1つずつ話をしていきたいと思います．

骨学の基本1：分類と基本の構造

まず骨の分類です．上腕骨や大腿骨のように，長い管状の骨は**長骨**と呼ばれています．長骨に対し，手根骨や足根骨のような短い骨が**短骨**です．また，平べったい形状の**扁平骨**や不規則な形状の**不規則骨**，内部に空洞をもつ**含気骨**，腱の中に形成される**種子骨**などがあります．では，骨の基本の構造について，長骨を例に挙げて説明しましょう．

まず見てほしいのは，骨のど真ん中．この領域を骨幹といいます．

p26，1章3-図1Aを見よ

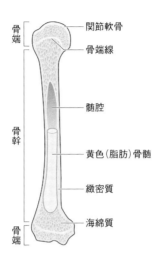

骨端 — 関節軟骨
— 骨端線

髄腔

黄色(脂肪)骨髄

緻密質

海綿質

骨幹

骨端

骨の幹と書いて，骨幹ですね．そして骨の両端は骨端といいます．また，骨端が大きく盛り上がっている場合，「頭」という字が部位名に付くことがあります．大腿骨頭や腓骨頭などがその例ですね．

ちなみにわたしたちの「頭」の下には何がありますか？ そう，首(頸)です．そして首の下には体幹があります．なので長骨の部位名も〜頭，〜頸，〜体と続くものが多いです．

骨学の基本2：長骨の内部構造

骨質は緻密質と海綿質によって形成されています．外側の骨単位が集まった部分が緻密質で，内側のスポンジ状の部分が海綿質です．海綿質のさらに内側には，髄腔と呼ばれる空洞が広がっています．髄腔の「腔」という字は，「にくづき」に「空」と書きます．髄腔のみならず，身体の中にある空洞や空間には腔という字が使われることが多いので覚えておきましょう*．

---

* 例：胸腔や腹腔など

では髄腔の「髄」という字には，どういった意味があるのでしょうか．これは中に**骨髄**を収めているという意味です．骨髄には**赤色骨髄**と**黄色骨髄**の2種類があります．ちなみに国家試験には，こういったカタチで出題されます．

「造血作用をもっているのは黄色骨髄である．〇か×か」

骨髄については，シンプルに覚えましょう．造血作用をもっているのが赤色骨髄で，思春期以降に造血作用が低下したのが黄色脊髄です．ちなみに黄色骨髄の「黄色」は，脂肪組織の色です．骨髄は造血作用を失うと，脂肪組織に置き換わってしまいます．ここまでしっかり覚えておきましょう．

骨学の基本３：骨の成長に関与する部位

では問題です．骨端部を覆う軟骨は何でしょうか？

骨端軟骨と答えたいところですが，正解は**関節軟骨**です．では骨端軟骨は，どこにあるのでしょうか．ちなみにわたしたちにはもう，骨端軟骨はありません．**骨端軟骨**は骨端と骨幹の間にある軟骨で，思春期以降では骨端線に置き換わります．

この2つの軟骨，本当に間違いやすいのでしっかりと覚えましょう．骨端を覆うのが関節軟骨で，骨端と骨幹の間が骨端軟骨です．関節軟骨は関節面を覆い，骨同士が接触する際の衝撃を緩和する働きをもっています．

では骨端軟骨は，どのような働きをもっているのでしょうか．思春期前ではこの部分が**骨の縦軸方向の成長**，つまり**長さの成長**にかかわっています．わたしたちの骨の成長は，縦軸方向のみではありません．**横軸方向**にも太くなりますよね．**骨の太さの成長**には，**骨膜**がかかわっています．縦軸方向の成長が骨端軟骨，横軸成長の成長が骨膜．整理して覚えてくださいね．関節軟骨では，ありませんよ．

骨の表面を覆う骨膜は，腱・靭帯・関節包などの付着部にもなっています．また，骨端付近では関節包の線維膜に移行しているため，関節面は覆っていません．

「骨膜は関節面を覆っている．○か×か」

なんて国家試験問題もよく出題されますが，当然ながら×です．関節面を覆っているのは，関節軟骨でしたよね．

また，骨膜には神経や血管が分布していますが，関節軟骨には分布していません．ですので，

「関節軟骨には血管や神経が分布している．○か×か」

なんてカタチで国家試験ではよく出題されます．こちらも×ですね．

あと骨膜の内層は**骨形成層**と呼ばれ，多くの骨芽細胞を含んでいます．そのため骨の成長だけではなく，骨折後の修復にもかかわっているので臨床的にも重要な部位です．しっかりと覚えておいてください．

骨学の基本４：骨質の構造

骨質の話を，もう少し掘り下げましょう．緻密質は骨単位が密集し，非常に硬い領域です．それに対し，すが入っているような領域が海綿質です．

「すが入っている」という意味，わかりますか？茶碗蒸しやプリンなどを作った際に，細かい泡のような空洞ができることです．内部に泡のような空洞があるのが海綿質で，その内側にあるのが髄腔です．

先ほども説明したように，骨の表面は骨膜が覆っています．骨膜を骨に貼り

付ける役割をもっているのが，**シャーピー線維**です.

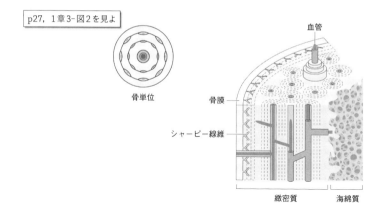

p27，1章3-図2を見よ

骨単位

血管

骨膜

シャーピー線維

緻密質　　海綿質

シャーピー線維は骨膜の外層の一部が，内層を貫いて骨質に入り込んだもの
です．余談ですがシャーピー線維を確認するのにもってこいなのが，鳥の骨
付き肉です．食べた後の骨から骨膜をうまくはがすと，その裏側にケバケバ
したシャーピー線維を確認することができます．今度，ぜひ試してください
ね．

また，緻密質と海綿質の構造に非常によく似た物が，みなさんの自宅にもあ
ると思います．さて，いったい何でしょう．

答えは段ボールです．段ボールの表面は平坦な厚紙であるのに対し，その下
は三角形と逆三角形が連なっているような構造になっています．この形状に
より，表面に加わった外力は三角形の頂点から両辺へと分散されます．つま
り段ボールは強度と軽さは，三角形の構造のおかげというわけです．

ちなみにこの三角形の構造はトラス構造と呼ばれ，わたしたちの海綿質とよ
く似ています．東京タワーや東京スカイツリーにも，この理論は応用されて
います．わたしたちの人体は，本当によくできていますよね．

骨学の基本5：骨単位

では，緻密質の構造をもう少し掘り下げてみましょう．緻密質は多数の**骨単位**によって形成されています．骨単位は円柱状の構造物で，中心にある**ハバース管**という管を**骨層板**という薄い層板の木の年輪のようにぐるぐると取り囲んだ構造になっています．よく解剖学書では「同心円状に取り囲んだ」と表現されることが多いですね．

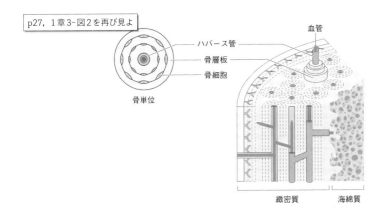

p27，1章3-図2を再び見よ

血管
ハバース管
骨層板
骨細胞
骨単位
緻密質　海綿質

この骨単位に非常によく似た洋菓子があります．さて何でしょうか．

答えはバームクーヘン．バームクーヘンを縦に密集するように並べた領域が，緻密質となるわけです．

みなさん，バームクーヘンを焼いているところ見たことありますか？ 中心の棒の周りに何層も生地をかけて，ぐるぐると回しながら焼き上げて作るそうです．焼き上がったバームクーヘンから中心の棒を抜けば，当然ながら大きな穴が空きますよね．その穴をハバース管とするのであれば，その周囲の生地の層が骨層板となります．

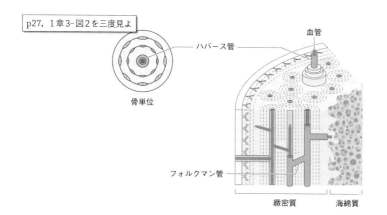

p27，1章3-図2を三度見よ

血管

ハバース管

骨単位

フォルクマン管

緻密質　海綿質

ではこのハバース管，バームクーヘンでいうところの穴には，いったい何が通っているのでしょうか．

ハバース管の中には，血管が走行しています．骨に血管？と思うかもしれませんが，これには骨がもつ役割が大きく関与しています．

骨の役割には身体と体腔の構造の支持や外部の衝撃の吸収に加え，造血や血中カルシウム濃度の調節も行っています．特にカルシウムについては内部に貯蔵する役割をもっており，成人では実に99 %が骨に蓄えられています．

骨が造血や血中カルシウム濃度の調節にかかわるということは，骨の内部に血管が分布しているということですよね．なので先ほど説明した**ハバース管**が，血管が通る縦の穴となるわけです．でも骨の内部に分布するのであれば縦の穴だけではなく，横につなぐ血管が通る穴も必要になります．ということでその穴には，**フォルクマン管**という名称が付いています．

また当然ながら，骨だって動脈血によって栄養されています．もしこの動脈が何らかの原因によって障害されてしまったらどうなるでしょうか．感染しているわけではないのに，壊死が起こってしまいます．なのでこの病態は**無腐性壊死**と呼ばれています．ちなみに好発部位は大腿骨の頸部，距骨，上腕

骨の外科頸です．重要なので覚えておいてください．

骨学の基本６：凸凹と名称

骨の部位名を覚えるのが苦手な学生さんは非常に多いです．普段は使わないような漢字が多く使われていて，しかも名称がやたらと長い．確かに一見すると覚えにくそうな名称に見えるかもしれませんが，ちゃんとわたしたちの先人は覚えやすいように部位名を付けてくれているんです．

骨の部位名には，形状に対応した名称を付けるというルールが存在しています．

例えば解剖学では出っ張っている場所には**結節**や**隆起**，**棘**，くぼんでいる場所には**窩**や**切痕**といった名称がつけられています．

まず運動器を理解するために覚えて欲しいのは，隆起や結節などの出っ張っている部分．なぜかと言うと，出っ張っている部分には，筋が起始ないし停止していることが多いんです．付着する筋が収縮するからこそ，出っ張った形状になっているというわけです．ちなみにくぼんでいる部位は，関節を作ったり神経などの通路になっていることが多いです．

骨の凹凸がいかに大事か，おわかりいただけたでしょうか．みなさん，学校に行けるようになったらぜひ，骨標本をしっかり触ってくださいね．

骨の形状を覚えるのに，骨標本を触ることはとても有用です．今日の参加者の中にも，勉強が少し苦手という人はいると思います．どんなに勉強が苦手でも，骨標本の凹凸は触れば理解できます．手は**人体最大の感覚器**です．どんどん触って，解剖学の知識を深めていきましょう．

骨の形成過程：軟骨内骨化と膜性骨化

では次は骨の形成過程について，話をしたいと思います．**軟骨内骨化**と**膜性骨化**です．これは，近年の理学療法士・作業療法士国家試験でもよく出題される重要なポイントです．

まずは軟骨内骨化．軟骨内骨化とはいったん軟骨が作られた後に骨に置き換わる過程で，実は既に話は終えています．少し前に説明した骨端軟骨と骨膜による骨化が，軟骨内骨化です．

そしてもう1つが膜性骨化．膜状の結合組織から骨ができる過程です．膜性骨化で有名なのは，新生児の頭蓋骨に見られる**大泉門**や**小泉門**ではないでしょうか．他にも膜性骨化によって起こる，重要な骨があります．さてどこでしょうか？

答えは**鎖骨**です．鎖骨も膜性骨化によって形成されています．国家試験にも鎖骨と膜性骨化の関係が出題されたので，ちゃんと覚えておいてくださいね．

鎖骨は特殊

一般的に骨の成長が終わるのは思春期ごろですが，鎖骨の骨化は25歳から30歳ごろまで続きます．さすがにみなさん，もう身長は伸びていませんよね．鎖骨は膜性骨化だから，成長の過程も特殊なわけです．

ちなみに大半の哺乳類には鎖骨はありません．わたしたちは鎖骨によって肩甲骨と体幹は連結していますが，イヌなどでは筋だけで肩甲骨と体幹は連結しています．それではイヌの骨格を確認してみましょう．

p28, 図 イヌの骨格 を見よ

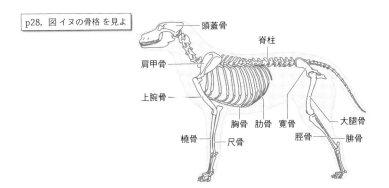

関節の構造

関節の構造は**狭義の関節**と**広義の関節**に分類されます．ちなみに狭義というのは狭い範囲の意味，広義は広い範囲の意味ということですよ．

p34, 1章5-図1を見よ

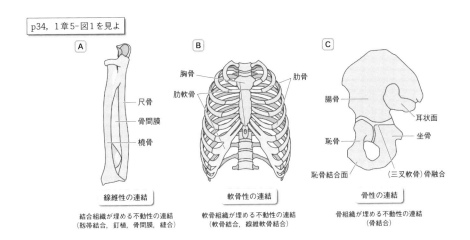

狭義の関節は可動域のある関節のみを指しているのに対し，広義の関節は可動性のある関節とない関節の両方を含みます．広義の関節のうち，可動性がないものには**線維性の連結，軟骨性の連結，骨性の連結**の3種類があります．可動性のある関節は関節頭と関節窩の形状により，多くの形態が存在しています．

ということで，狭義の肩関節が肩関節です．そして狭義の肩関節に胸鎖関節，肩鎖関節，肩甲胸郭関節を加えたものが広義の肩関節です．これら4つの関節を，区分して考えてみましょう．

肩関節，胸鎖関節，肩鎖関節は関節包によって包まれている**解剖学的関節**です．**滑膜性の連結**とも呼ばれます．それに対し，肩甲胸郭関節は**機能的関節**と呼ばれています．関節包は有していませんが，機能的に関節として働くという意味です．

また胸鎖関節，肩鎖関節，肩甲胸郭関節は，いずれも構成に鎖骨がかかわっているという共通点があります．つまり，わたしたちの肩関節の可動域には，鎖骨が大きくかかわっているわけです．

先ほども説明した通り，鎖骨が存在してる哺乳類はわずかしかいません．ヒトは鎖骨が存在するので，肩甲帯と体幹は**胸鎖関節**によって連結しています．それに対して鎖骨が存在しない動物の肩甲帯は，筋のみで体幹と連結しています．

例えばイヌに「お手」と言うと，前に前足を伸ばしますよね．上や横に向かってすることはありません．これはイヌの肩関節の可動域が，ヒトよりも狭いことを意味しています．当然ですよね．鎖骨がないということは胸鎖関節や肩鎖関節，肩甲胸郭関節もないわけですから．鎖骨と肩関節の可動域の関係性，ご理解いただけたでしょうか．

関節の形態

ということで関節の形態について，お話ししたいと思います．これ，学生のみなさんは覚えるのに苦心しますよね．

関節の形態はまず構造と可動域によって**一軸性関節，二軸性関節，多軸性関**

節に分類されます.

そのうえで球関節や楕円関節など,合計で10種類が存在しています.でも実際には10種類の関節があるというより,<u>基本形6種類とその変形などが4種類</u>と捉えたほうが覚えやすいです.

p37, 1章5-図3を見よ

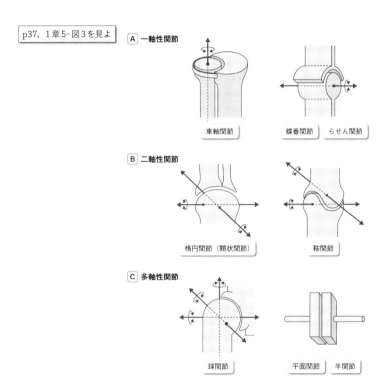

A 一軸性関節

車軸関節　蝶番関節　らせん関節

B 二軸性関節

楕円関節（顆状関節）　鞍関節

C 多軸性関節

球関節　平面関節　半関節

どういうことなのか,蝶番関節とらせん関節を例に挙げて説明しますね.

一軸性関節のうち,一方向に回転運動を行う関節が**蝶番関節**です.蝶番関節の代表例としては,**近位・遠位指節間関節**などが挙げられます.**腕尺関節**も蝶番関節と捉えてもよいのですが,厳密に言えば**らせん関節**です.これはどういった意味なのでしょうか.

みなさん，肘関節を伸展して上腕と前腕の角度を見てください．上腕に対し，前腕は外側に向いていますよね．この角度は**生理的外反肘**や**肘角**，**運搬角**などと呼ばれています．ですが肘関節を屈曲すると，上腕と前腕は一直線上に並びます．ということは肘関節，つまり腕尺関節はねじれながら一方向に回転運動を行っているわけです．

ということで蝶番関節のうち，ねじりながら運動する関節が**らせん関節**となるわけです．なので腕尺関節は蝶番関節でもらせん関節でも，どちらでも正解．ちなみに理学療法士・作業療法士国家試験では，どちらの問い方も出題されています．蝶番関節とらせん関節は別々の関節ではないことを，正しく覚えてくださいね．

次に説明するのは，二軸性関節の**楕円関節**（だえん）と**顆 状 関節**（かじょう）．実はこの2つは同じ関節なんです．別々の関節だと思っている人，けっこう多いと思います．

同じ関節ではありますが橈骨手根関節は楕円関節，顎関節は顆状関節と記載されることが多い気がします．でも，逆でも問題がないことも覚えてくださいね．

ではみなさん，仙腸関節は何関節でしょうか？ **平面関節**と覚えている人も多いと思いますが，正確には**半関節**です．平面関節は関節面が平面状であるのに対し，半関節の関節面には凹凸が多数存在しています．レンガをバキッと割って合わせたような関節面をもつのが，半関節です．平面関節の変形が半関節．ということは仙腸関節は平面関節でも半関節でも正解となりますが，臨床場面を踏まえても仙腸関節は半関節と覚えたほうがわたしは良いと考えています．

あと最後の1つは**球関節**の変形，**臼状関節**．関節窩と関節頭がより深く噛み合っている関節で，**股関節**が該当します．

ということで関節の種類を復習しましょう．基本形が車軸関節，蝶番関節，楕円関節，鞍関節，球関節，平面関節の6種類．その変形がらせん関節，半関節，臼状関節の3種類．そして楕円関節の別名が顆状関節．以上の合計10種類，整理して理解しましょう．

関節の種類をまとめると

軸数	基本型 （まず覚える）	派生型 （基本の変形と覚える）
一軸性関節	車軸関節	
	蝶番関節	らせん関節
二軸性関節	楕円関節 （顆状関節）	
	鞍関節	
多軸性関節	球関節	臼状関節
	平面関節	半関節

関節包の構造

次は滑膜性の連結構造のうち，**関節包**について説明します．関節包は内側と外側で，膜の名称が異なっています．

p35，1章5-図2を見よ

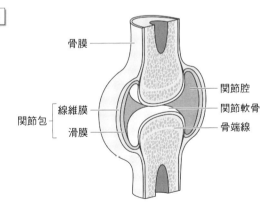

骨膜

関節包 〔 線維膜 / 滑膜

関節腔

関節軟骨

骨端線

関節包は外側はザラッと固めの線維状．だから**線維膜**といいます．それに対

して内側はツルッとした膜．だから滑膜と呼ばれています．ちなみに，滑膜から出る液体は何でしょうか．名前はそのまんま．もちろん滑液です．

先ほども説明しましたが，関節軟骨には神経や血管は分布していません．ではいったい，何から栄養を受けているのでしょうか．関節軟骨は，滑膜から分泌される滑膜によって栄養されています．なので関節リウマチなどによって滑膜が障害を受けると，関節の変形が起こるわけです．

ということで，骨の基本はここでおしまいです．いよいよ，脊柱の話に入っていきましょう．ちょうど45分経ったので，ちょっと休憩しましょうか．

◆　　　◆　　　◆

脊柱のS字弯曲

では，再開したいと思います．後半は脊柱の弯曲を考えてみましょう．わたしたちの脊柱はS字弯曲を描いています．

では脊柱の前弯と後弯，どの部位がカーブしているでしょうか．たまにわからなくなってしまう学生さんがいますが，まず胸椎は後弯していますよね．ということは後は頸椎・腰椎が前弯となるわけです．そうでなければ，脊柱のカーブはS字状になりませんよね．

実はわたしたちの脊柱は，出生直後からS字弯曲になっているわけではありません．胸椎は最初から後弯していますが，頸椎と腰椎が前弯は徐々にできあがります．出生後から確認できる胸椎の後弯を一次弯曲といいます．それに対して生後に形成される頸椎や腰椎の前弯は，二次弯曲と呼ばれています．

頸椎の前弯が起こるのは定頸*の後，腰椎の前弯は歩行ができるようになっ

＊　頸定と記載されることもある．

た後に現れます．いずれも，重力に抗して姿勢が保持できるようになってから起こるのがポイントです．ちなみに定頸とは，一般的に「赤ちゃんの首がすわる」と表現される現象のことですから覚えておいてください．

では，それを実際にレアな写真を見て確認しましょう．

レアな写真で脊柱の弯曲を学ぶ

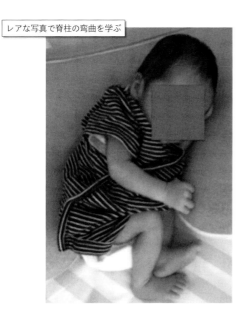

実はこの赤ちゃん，生後1時間のわたしの息子です．生後直後の写真なんて，自分の子供でしか撮れませんからね．脊柱を見てみるとまだ一次弯曲のみで，大きく後弯しています．まだ重力に抗して姿勢保持や歩行ができないので，当然ながら二次弯曲はありません．

個人的には脊柱の発達過程には，ドラマを感じるんですよね．重力に抗するために頸椎や腰椎の前弯が生じ，そして加齢によって重力に抗することができなくなると，アライメントが崩れていく……これは，ヒトとしてやむを得ないことかもしれません．

脊柱の話からは少しそれますが，せっかくなのでもう1枚．こちらはなんと，生後20分の足部です．

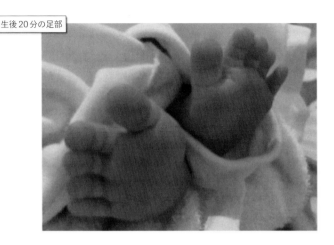

生後20分の足部

一度も接地したことのない足部．まるで手のようですよね．脊柱のみではなく，足部の発達にも重力と荷重が非常に重要なわけです．

椎間円板はどの程度の硬さ？

椎間円板の話に入りますよ．上下の椎体の間にある構造物が，椎間円板です．

椎間円板は周囲に**線維輪**という構造があって，その中央に**髄核**がある．髄核はゼラチン様の構造で，多量の水分を含んでいます．髄核は弾力性をもつ構造なので，圧迫されると線維輪を突き破って**椎間板ヘルニア**を起こします．

p190, 図I 椎間板ヘルニア（腰椎）を見よ

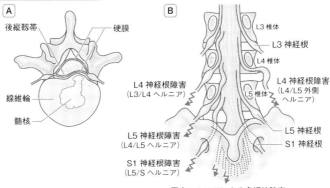

椎間円板は臨床的にも柔らかい構造だと覚えて欲しいのですが，なぜか硬いというイメージをもってしまう人が多いです．

ではなぜ，椎間板の柔らかさは伝わりにくいのでしょうか．いろいろと考えてみたのですが，骨標本の椎間円板のイメージがあるのかもしれません．骨標本の椎間円板はシリコン系の樹脂でできているから，けっこう硬いですよね．実際の椎間円板はあんな硬さではなく，もっともっと柔らかい．

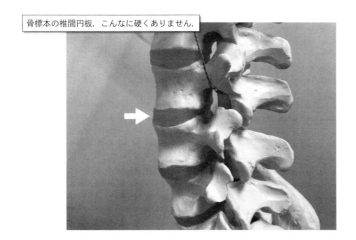

骨標本の椎間円板．こんなに硬くありません．

ではなぜ，椎間円板が柔らかいという理解が臨床的に重要なのでしょうか．臨床場面では，座位保持できない方と出会うことは非常に多いです．ですが，例えば学校に置いてある骨標本．あれってやろうと思えば，座位保持をさせることができますよね．骨標本は椎間円板が固く，脊柱は柱のような構造になっているので支持性は高い．ですが実際の脊柱は，分節的な構造物です．各椎骨が柔らかさと弾力性をもつ椎間円板によって連結し，そして数多くの小さな関節や短い筋肉が組み合わさることによって支持性を得ています．臨床を想定したうえでも，脊柱の構造を正しく理解しましょう．

脊椎について

ここからは，**頸椎・胸椎・腰椎**の話に入っていきます．

まず，各椎骨の数を確認しましょう．<u>頸椎は7個，胸椎は12個，腰椎は5個</u>です．仙椎は5個，尾椎は3～5個からなりますが，これらは癒合しているため可動性はありません．脊柱の弯曲についても，併せて復習しておきましょう．

p173，4章2-表1を見よ

表1　脊柱の5領域とその特徴

	個数	椎間関節	可動性	弯曲
頸椎	7個	○	○	前弯
胸椎	12個	○	○	後弯
腰椎	5個	○	○	前弯
仙椎	5個			
尾椎	3～5個			

ではまず，各椎骨を学習する前に「椎骨の基本形」について説明します．「椎骨の基本形は胸椎」と覚えている人が多いと思いますが，<u>椎骨の基本形は胸椎ではありません</u>．

実は椎骨の基本形は架空の構造物です．頸椎・腰椎とも，そして胸椎とも少し構造が違います．ただし，しいて言えば椎骨の基本形は，胸椎の構造と極めて近い．近いけれども基本形とは異なっています．

p174，4章2-図2を見よ

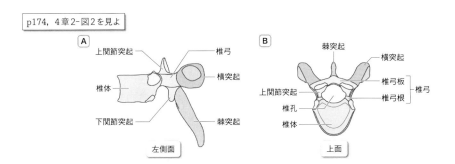

存在しない架空の基本形を覚えたうえで，頸椎・胸椎・腰椎を理解することが学習のポイントです．では基本形の各部位を見ていきましょう．

まず中央付近のボディに相当する部位が**椎体**です．そしてその後方にはアーチ状の**椎弓**があります．いずれも部位名が部位の形状を示していますよね．

椎体と椎弓の間には**椎孔**があって，ここを脊髄が通過しています．また椎孔は上下に連続することにより，**脊柱管**を形成しています．

椎弓から伸びる突起は合計4種類．後方にまっすぐ伸びて触知もしやすい部位が**棘突起**，そして左右側方に出るのが**横突起**です．

次は上下に伸びる部位で，**上関節突起**と**下関節突起**です．この図では椎体が1つしか描かれていませんが，実際には上下に多数が連なっています．ですので上関節突起は上の椎体の下関節突起と，下関節突起は下の椎体の上関節突起と関節を形成しています．この関節が**椎間関節**です．

椎間関節の形状は**平面関節**です．たまに椎体と椎体の間を椎間関節かと思っ

ている人がいますが，それは違います．椎体と椎体の間に収まっているのは，
椎間円板でしたよね．

椎体・椎弓を連結する靭帯

椎体・椎弓を連結する靭帯の名称は合計で7種類ありますが，学生のみなさ
んは苦手なところですよね．

まず，椎体を連結する靭帯は基本的に2種類．椎体の前面・後面を上下につ
なぐ<ruby>前縦靭帯<rt>ぜんじゅうじんたい</rt></ruby>と<ruby>後縦靭帯<rt>こうじゅうじんたい</rt></ruby>です．

p189，4章4-図3を見よ

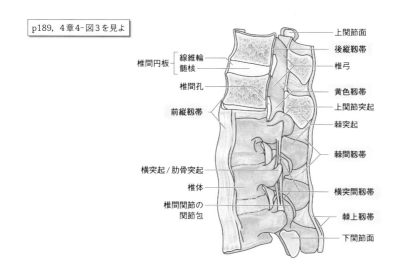

椎間円板 — 線維輪／髄核
上関節面
後縦靭帯
椎弓
黄色靭帯
椎間孔
前縦靭帯
上関節突起
棘突起
棘間靭帯
横突起/肋骨突起
椎体
椎間関節の関節包
横突間靭帯
棘上靭帯
下関節面

図でも位置を確認しましょう．<u>椎体の前面を縦に結んでいるのが前縦靭帯，</u>
<u>同じく後面を縦に結んでいるのが後縦靭帯です．</u>「椎体に対して前に縦」，「椎
体に対して後に縦」ということですね．

では次は，椎弓を連結する5つの靭帯です．まず椎弓と椎弓を結んでいるの
が**黄色靭帯**．棘突起と棘突起の間は**棘間靭帯**，横突起と横突起の間は**横突間**
靭帯によって結ばれています．そして棘突起の先端を縦に結ぶのが，**棘上靭**

帯です．この棘上靭帯については要注意．頸部の後面では非常に発達し，項靭帯と名称が変わります．ちなみに項靭帯の項は，訓読みで「うなじ」と読みます．なので頸部の後面の領域だと覚えてくださいね．

椎体・椎弓を連結する靭帯は重要なので，整理と復習をしましょう．

椎体に対して前縦・後縦に結ぶのが，**前縦靭帯**と**後縦靭帯**．
椎弓の間を連結するのは**黄色靭帯**．
棘突起と棘突起の間は**棘間靭帯**で，横突起と横突起の間は**横突間靭帯**が結んでいました．
最後に棘突起の先端を縦に結ぶのが**棘上靭帯**ですが，「うなじ」の領域では**項靭帯**になる点には要注意．

以上を踏まえてもう一度，図で確認してみましょう．

靭帯を区別しましょう

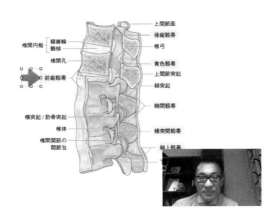

さて，ここで注意してほしい点があります．<u>後縦靭帯は椎体の後面を縦に走行していますが，脊柱管から見れば前方を縦に結んでいます</u>．

ちなみに脊柱管の後方に存在する靭帯は，黄色靭帯ですよね．こういった形式で国家試験には出題されます．

「後縦靱帯は椎体後面を連結している．○か×か」

これは○です．ですが

「後縦靱帯は脊柱管の後壁を覆う．○か×か」

これは×で，正解は黄色靱帯です．椎体の前後なのか脊柱管の前後なのか．
しっかり整理して覚えてください．

p191，4章4-図4を見よ

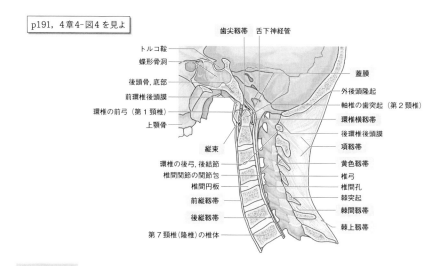

歯尖靱帯　舌下神経管
トルコ鞍
蝶形骨洞
後頭骨，底部
前環椎後頭膜
環椎の前弓（第1頸椎）
上顎骨
縦束
環椎の後弓，後結節
椎間関節の関節包
椎間円板
前縦靱帯
後縦靱帯
第7頸椎（隆椎）の椎体
蓋膜
外後頭隆起
軸椎の歯突起（第2頸椎）
環椎横靱帯
後環椎後頭膜
項靱帯
黄色靱帯
椎弓
椎間孔
棘突起
棘間靱帯
棘上靱帯

頸椎のポイント1：横突孔と肋骨の関係性

次は頸椎の基本的な形態を見てみましょう．

7つの頸椎のうち，基本的な形態に該当するのは第3〜6頸椎です．ではこ
れら頸椎と椎骨の基本形，その差異はどこにあるのでしょうか．

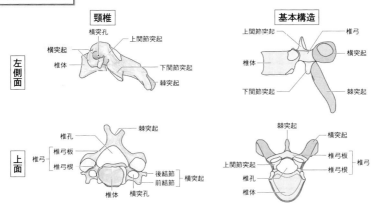

まず最大の特徴と言って差し支えがないのが，**横突孔**という穴の存在です．

頸椎には横突孔という穴が空いているという解釈も誤りではないのですが，正確には少し違います．横突孔は，横突起と肋骨の遺残（いざん）によって形成されています．

わたしたちの肋骨は胸椎のみと連結していますが，実は発生初期にはすべての椎骨に備わっています．頸椎の横突起と初期の肋骨が癒合することにより，横突孔という孔が形成されるわけです．

なので頸椎の横突起の尖端は，二股に分かれています．肋骨の先端に相当する部位は**前結節**，本来の横突起の尖端に相当する部位は**後結節**と呼ばれています．

いいですか　横突孔と前結節・後結節の存在．これらを伸びなかった肋骨と関連させて説明できるようになってください．

頸椎のポイント2：横突起

頸椎の横突起の重要ポイントは，以下の2点です.

まず1つ目．横突孔は**椎骨動脈**の通り道になっています．椎骨動脈は頸椎の横突孔を下位から上位に向かって走行し，環椎の上方で左右が合流して**脳底動脈**を形成します．また椎骨動脈は第7頸椎の横突孔は通過せず，第6頸椎から入って上行します.

毎年，学生のみなさんから「どうして椎骨動脈は第7頸椎の横突孔は通らないのか」という質問を受けます．そもそも，横突孔は何によって形成された孔でしたでしょうか？横突起と肋骨の遺残でしたよね．なので横突孔自体，椎骨動脈が通るための孔ではないわけです．なので，椎骨動脈は第6頸椎の横突孔から入るのだと覚えてください.

そして2つ目は**前結節**と**後結節**．この2つの突起は，頸部の構造を正しく理解するうえで重要です．学生・現職者を問わず，頸部の解剖学が苦手だという声をよく耳にします．結論から言うと前結節には頸部前面の筋，後結節には後面の筋が付着することが多いです．こういった点も，頸部の構造を正しく理解するために重要なので覚えてくださいね．ちなみに個人差もありますが，棘突起も第2～6頸椎では先端が二股に分かれています．ですが分かれた部位に対し，特に名称は付いていません.

頸椎のポイント3：特徴的な形態の頸椎

続いて，特徴的な形態の頸椎について説明します．第1頸椎の**環椎**，第2頸椎は**軸椎**，そして第7頸椎の**隆椎**です.

まず最初は隆椎．隆椎の特徴は棘突起が体表から触りやすいこと．頸部を屈曲した状態で後面からよく触れる隆起部が，隆椎の棘突起です．触りやすい

理由は「隆起しているから」なのも事実ですが，尖端が二股に分かれていない点も関与しています.

p177, 4章2-図7を見よ

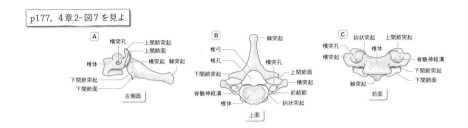

第1頸椎は環椎と呼ばれ，椎体と棘突起がありません．前方と後方は**前弓**と**後弓**によって結ばれており，その名の通り環のような形状をしています.

p176, 4章2-図5を見よ

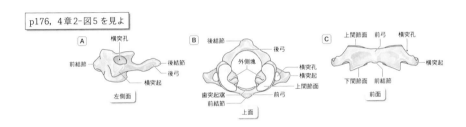

そして，その下方にあるのが第2頸椎こと軸椎．軸椎の椎体からは**歯突起**と呼ばれる突起が上方へ伸び出ており，環椎との間に**環軸関節**を形成しています．この部位が，頭頸部の回旋に大きく関与しています.

p176, 4章2-図6を見よ

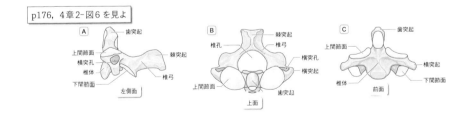

火葬後，お骨上げをした経験はありますでしょうか．お骨上げでは最後に「喉仏」を骨壺に納めます．この喉仏，一般的にいう喉仏ではありません．生体

の頸部の前面にある喉仏は，解剖学では喉頭 隆 起と呼ばれています．喉頭隆
起は硝子軟骨によって形成されるため，火葬の後には残りません．お骨上げ
の際の喉仏とは，第2頸椎を意味しています．歯突起が上方に伸び出た第2
頸椎の形態が，座禅を組んで合掌する姿に似ていることが由来だそうです．

少し話がそれましたが第二頸椎の特徴，覚えていただけたでしょうか．

胸椎と腰椎の椎間関節の差

胸椎と腰椎では，**椎間関節**の関節面の向きが違います．胸椎では関節面が前
額面を向いているのに対し，腰椎では矢状面を向いています．なので胸椎で
はある程度の回旋運動ができますが，腰椎では制限されてしまいます．その
代わり，腰椎では胸椎よりも，屈曲・伸展は容易に行うことが可能です．こ
の差異は胸椎と腰椎のメリットである反面，その中間部の負荷量は大きくなっ
てしまう．こういった理由から，<u>胸腰椎の移行部は圧迫骨折や脊髄損傷の好
発部位になってしまうわけです</u>．

ルシュカの椎体鈎状関節

頸椎の最後に説明するのが**ルシュカの椎体鈎 状 関節**です．

p191，図Luschkaの椎体鈎状関節 を見よ

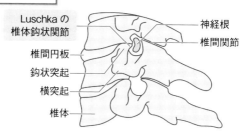

Luschka の
椎体鈎状関節
神経根
椎間関節
椎間円板
鈎状突起
横突起
椎体

> "第3～7頸椎の椎体には，外側の縁から上方へ伸びる**鈎状突起**がみられ
> る．鈎状突起と上位の椎体との間の関節を臨床上，**Luschkaの椎体鈎状
> 関節（ルシュカ関節**や**鈎椎関節**と記載する場合もある）とよぶ．この部位
> は骨棘を形成することが多く，神経根の圧迫による神経根症状や，椎骨動
> 脈の圧迫による椎骨動脈不全症候群を引き起こすことがある．"
>
> （「PT・OTビジュアルテキスト専門基礎 解剖学」羊土社，2018，p191より引用）

下位頸椎の椎体には**鈎状突起**という隆起部があり，鈎状突起と上位の椎体の
間にルシュカ関節が存在します．臨床上の問題になるのに加え，

「下位頸椎にルシュカ関節が存在する．○か×か」

といった形式で国家試験にも出題されるので，覚えておいてくださいね．

胸椎と椎骨の基本形．どこが違うの？

胸椎と椎骨の基本形態．さて，どこが違うのでしょう？

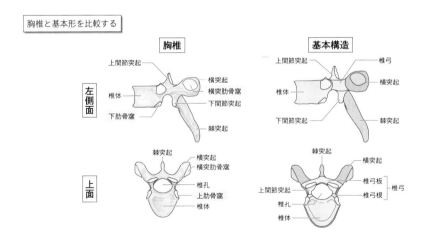

胸椎と基本形を比較する

パッと見はほとんど同じです．ですが，よく見てください．胸椎には**上肋骨
窩，下肋骨窩，横突肋骨窩**という3つのくぼみがあります．この3つは椎骨

の基本形にはありませんよ.

いずれの部位も肋骨と関節をなす部分です. つまり, 肋骨との間に関節を形成する点が胸椎の特徴です. 肋骨はすべての椎骨に備わっていますが, 伸び出たのは胸椎だけです. 頸椎では, 肋骨の遺残が横突孔や前結節を形成していましたよね.

ちなみに上肋骨窩と下肋骨窩は, 半円形の関節窩です. このままでは肋骨と関節を形成できません. ではわたしの手を見てください. わたしの左手を下肋骨窩, 右手を上肋骨窩としましょう.

上肋骨窩と下肋骨窩

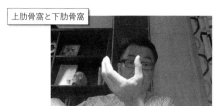
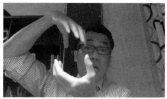

半円と半円が上下に合わされば, 円形になるわけです. この丸い関節窩が肋骨窩です.

肋骨窩になる

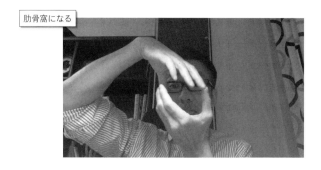

またこの部位と肋骨の肋骨頭が形成する関節は, **肋骨頭関節**と呼ばれています.

横突肋骨窩と肋横突関節

肋骨は椎体だけではなく，横突起とも関節を形成しています．その際に関節窩となる部位が**横突肋骨窩**です．

p194，図6Aを見よ

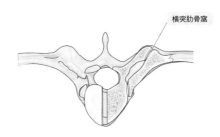

横肋骨関節窩と関節するのは**肋骨結節**．肋骨頸と肋骨体の間の部分で，外側に張り出ているので体表からも確認可能です．

ということで肋骨結節と横突肋骨窩が，**肋横突関節**を形成しています．

腰椎のポイント

腰椎の特徴について，テキストの178ページを読んでみましょう．

"胸椎から下の5個の椎骨を**腰椎**という．胸郭と仙骨の間に位置し，どっしりとした大きな椎体が特徴である

・肋骨突起：頸椎・胸椎の横突起の位置にある突起で，本来は肋骨に相当するものである．

・副突起：肋骨突起の根元から後方に向かって伸びる突起で，本来の横突起が変形したものである．

・乳頭突起；上関節突起の後面に位置する突起で，**固有背筋**の付着部となる．"

（「PT・OTビジュアルテキスト専門基礎 解剖学」羊土社，2018，p178より引用）

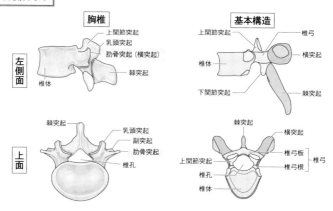

腰椎と基本形を比較しよう

やはり腰椎の図を見てまず気付くのは，椎体の大きさではないでしょうか．脊柱を下位から支持するため，非常に大きな形態となっています．続いて，各突起部を見ていきましょう．

腰椎の横突起の部分には，**肋骨突起**という名称がついています．「腰椎の横突起は肋骨突起と呼ぶ」と覚えている人もいるかもしれませんが，それは少しだけ違います．肋骨突起は本来あった肋骨の遺残です．肋骨突起の根元から伸びる**副突起**が，本来の横突起です．

そして腰椎の上関節突起の後面からは，**乳頭突起**が伸び出ています．乳頭突起は当然ながら腰椎にしかない隆起部で，固有背筋の付着部になっています．

仙骨の形態

仙骨は5つの仙椎が癒合して形成されています．この仙骨，よく見ると円錐のカタチに見えなくもないですよね．

p179，4章2-図10を見よ

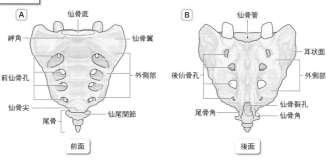

解剖学では円錐に見える構造物に対して先端には尖，底面には底という名称を付けることが多いです．ですので，仙骨の上方は**仙骨底**，下方は**仙骨尖**と呼ばれています．ちなみにこの円錐のルール，膝蓋骨や心臓でも適応されているので覚えておいてくださいね．

今日は頸椎・腰椎の肋骨の遺残についても説明しました．では，仙骨ではどうなっているのでしょうか．仙骨の肋骨は横突起と癒合し，**外側部**を形成しています．

仙骨管は脊柱管の下部の領域で，その中には馬尾が通過しています．馬尾とは，第1腰椎以下から起こる脊髄神経の束のことです．

仙骨管は下方では**仙骨裂孔**へと続き，左右には**仙骨角**という突起部が伸び出ています．仙骨角は自分でも触察できますから，後で確認しておいてくださいね．

あともう1個大事なところが，岬の角と書いて**岬角**．もう少し経って学校に行けるようになったら，骨標本で岬角を触って確認してください．思った以上にシュッと尖ってますよ．この岬角，骨盤の性差を知るうえで重要な部位なんです．

骨盤の性差と岬角

骨盤の形状には性差があり，その差には分娩機能がかかわっています．そのため，骨盤下口が大きく開いているのが女性の骨盤の特徴です．

骨盤上口については，男性がハート形で女性が円形です．ではなぜ，男性ではハート形になるのでしょうか．その差には，先ほど説明した岬角が関与しています．

男性の岬角は前方に突出しているのに対し，女性の岬角はそれほど出ていません．そのため骨盤上口を上から覗きこむと男性はハート型，女性は丸形に見えるわけです．非常に間違えやすい点なので，岬角の性差を踏まえて覚えてください．

胸骨

本日の講義の最後は**胸骨**です．この胸骨，よく見ると何かのカタチに似ていませんか．そう，わたしも着けているネクタイです．

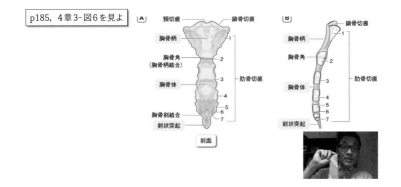

p185，4章3-図6を見よ

胸骨をネクタイとして例えるのであれば，ネクタイの頭の部分に相当するのが**胸骨柄**です．そして，真ん中の生地の部分が**胸骨体**，そして下方の先端が

剣状突起です．胸骨はネクタイ以外にも，剣の形にも似ていますよね．なので先端部が剣状突起で，上部の柄（つか）に相当する部分が胸骨柄と覚えてください．

胸骨柄の上縁で左右の鎖骨の間の部分が，**頸切痕**（けいせっこん）です．この部位の奥に指を入れすぎると，ウェーとなってしまうのでほどほどに．頸切痕は，胸鎖関節を触るときのランドマークとしても重要です．

次は胸骨柄と胸骨体の間にある，前方に出っ張った部分．ここは**胸骨角**と呼ばれています．自分の胸骨角は必ず触ってください．ちなみに胸骨角のすぐ側方にある肋骨が，第2肋骨です．

では，第1肋骨はどこにあるのでしょうか．第1肋骨の大部分は，鎖骨の裏側に位置しています．そのため，体表からでは第1肋骨はわずかな範囲しか触れることはできません．

振り返り

それでは，今日の講義を振り返ってみましょう．

まずは長骨の構造について．関節軟骨と骨端軟骨の違いは何でしたでしょうか．また，骨膜の役割もセットで覚えてください．

骨単位の中央の穴は，ハバース管とフォルクマン管のどちらでしたでしょうか．バームクーヘンの例で説明しましたよね．骨単位と緻密質の構造も説明できるようになってください．

軟骨内骨化と膜性骨化の話もしました．膜性骨化の代表例は大泉門と小泉門，そして鎖骨でした．鎖骨については時間を割いて講義をしました．

狭義の関節と広義の関節．特に狭義の関節の構造物は，すべて暗記してくだ

さい.

関節の形態には，基本構造と変形バージョンがありました．楕円関節と同じ関節は何関節でしたでしょうか.

そして脊柱．椎骨の基本形を踏まえ，各椎骨の特徴を説明できるようになってください．椎骨を結ぶ椎間円板や各靱帯も，必ず覚えてくださいよ.

では，今日はこのくらいでおしまいにしましょう．お疲れ様でした.

<第1講 終了>

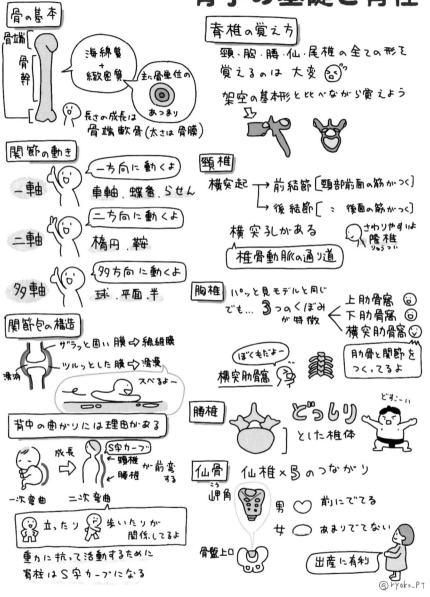

今日のまとめ **Stay's Anatomy**
骨学の基礎と脊柱

骨の基本
骨端
骨幹
海綿質 + 緻密質
主な骨単位の あつまり
長さの成長は 骨端軟骨(太さは骨膜)

関節の動き
一軸 — 一方向に動くよ — 車軸, 蝶番, らせん
二軸 — 二方向に動くよ — 楕円, 鞍
多軸 — 多方向に動くよ — 球, 平面, 半

関節包の構造
ザラッと固い膜 ⇨ 線維膜
ツルッとした膜 ⇨ 滑膜
滑液
すべるよー

背中の曲がりには理由がある
成長 ⇨ S字カーブ
頸椎 腰椎 が前弯する
一次弯曲 二次弯曲
立ったり 歩いたりが 関係してるよ
重力に抗って活動するために 脊柱はS字カーブになる

脊椎の覚え方
頸・胸・腰・仙・尾椎の全ての形を 覚えるのは 大変
架空の基本形と比べながら覚えよう

頸椎
横突起 → 前結節〔頸部前面の筋がつく〕
→ 後結節〔〃 後面の筋がつく〕
横突孔がある
椎骨動脈の通り道
さわりやすいよ 隆椎 りゅうつい

胸椎
パッと見モデルと同じ でも… 3つのくぼみ が特徴
上肋骨窩
下肋骨窩
横突肋骨窩
肋骨と関節を つくってるよ
ぼくもだよー
横突肋骨窩

腰椎
どっしり とした椎体
どすこーい

仙骨 こう
岬角
仙椎×5 のつながり
男 ♡ 前にでてる
女 ◯ あまりでてない
骨盤上口
出産に有利

@ryoko_PT

上肢の骨・関節

"上肢の筋の学習に先立って，その付着部となる骨の部位名を覚えましょう．また関節については構造だけではなく，機能にも着目して講義を行います．"

今日は，上肢の骨と関節について講義をします．骨の部位名をしっかり覚えると骨格筋の知識が深まるだけではなく，臨床的な視点も変わってきます．ですから，まずはしっかりと骨，そして関節の構造を学んでいきましょう．

上肢帯・肩甲帯

上肢の部位名は近位から順に**上肢帯，上腕，前腕，手**と続きます．

p45，2章1-図1を見よ

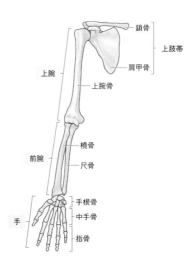

上肢帯は**肩甲帯**とも呼ばれています．上肢帯のことをなんとなく「肩の周リ」と覚えている人もいるかもしれませんが，そうではありません．上肢帯とは，上肢と体幹を結ぶ領域を示しています．些細なことに思われるかもしれませんが，こういった知識は重要です．上肢体が上肢と体幹を結ぶ領域だという認識をもっておくと，臨床的場面での気付きも増えてきます．なのでこういった定義，しっかりと覚えてください．

肩甲骨の名称はシンプルに覚える

ではまず，肩甲骨から覚えていきましょう．

p46，2章1-図2ABを見よ

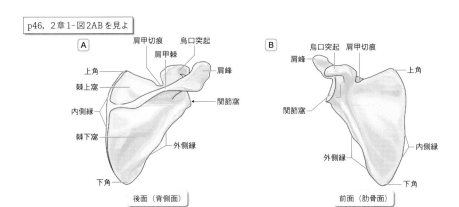

A 後面（背側面）
肩甲切痕　烏口突起
肩甲棘
上角
棘上窩
内側縁
棘下窩
肩峰
関節窩
外側縁
下角

B 前面（肋骨面）
烏口突起　肩甲切痕
肩峰
関節窩
上角
内側縁
外側縁
下角

Aの図の中央のやや上を見ると，内側から外側に向かって棘（とげ）みたいに突き出た部分があります．え？棘っぽく見えない？　でもこの部分，斜めから見ると棘のようになっているんですよ．養成校には吊るしてある骨標本*とは別に，バラバラの骨標本もあるはずです．時間があるときにぜひ，確認してください．斜めに見ると，棘みたいに見える．だから，**肩甲棘**という名称がつけられています．

次に，肩甲棘の外側端を見てください．大きく，山の峰（みね）のように盛り上がった形状をしていますよね．だから「肩」の「峰」と書いて**肩峰**というんです．

肩甲棘と境に，上と下に大きなくぼみがあります．解剖学のルールではくぼんでる場所には窩（か）という名称をつけるので**，上のくぼみだから**棘上窩**といいます．また同様に，下のくぼみは**棘下窩**と呼ばれています．

そして，肩甲骨の内側と外側の縁．ここ名称はそのまんまで内側の縁（ふち）と書いて**内側縁（ないそくえん）**，外側の縁と書いて**外側縁（がいそくえん）**です．

また肩甲骨には上にも下にも，シュッと角張った部分があります．上の角張っ

＊　正式には交連骨格標本という
＊＊　1講p21参照

た部分は**上角**で，下は**下角**と呼ばれています.

骨の名称のルールさえわかってしまえば，肩甲骨の部位名は非常にシンプルです．では次の部位を説明します.

かたかんせつ？ けんかんせつ？

肩甲骨の外側縁を下方から上方にたどると，**関節窩**があります．この部位は上腕骨頭とともに**肩関節**を形成しています．ちなみに肩関節，みなさんは何と読みますか？

当然，普通に考えれば「かたかんせつ」.

ですが解剖学用語としては，「けんかんせつ」が正しいんです．ですが臨床場面では，「かたかんせつ」と呼ぶ場合のほうが多いですよね．特に患者さんと話すとは「かたかんせつ」のほうが，伝わりやすいかもしれません．ですが，講義や学会発表などのフォーマルな場では「けんかんせつ」と言うほうが正しいです．なので今日は，肩関節（けんかんせつ）と読みますね.

鳥口突起じゃなくて烏口突起

ではここからは，ちょっと難しい部位を説明しますよ.

上角から外側に向かうと，クポンとくぼんだ部位があります．ここが**肩甲切痕**（けんこうせっこん）です．クポンとへこんだ肩甲切痕からさらに外側に向かうと，大きく突き出た突起部があります．これが**烏口突起**（うこうとっき）です.

この部位，名称に気をつけてくださいね．鳥口突起じゃなくて，烏口突起ですよ．鳥（とり）じゃなくて烏（からす）なんです．烏のクチバシに似ていることが，部位名の語源です.

烏口突起は外側を向いています．この向きは，臨床場面でけっこう大事です．
ですが実際，現職者でも烏口突起が内側向きだと思っている方は，けっこう
多いです．こういった知識は，学生のうちからキチンと覚えておきましょう．

なぜ烏口突起が臨床上でも大事なのか，少し説明したいと思います．この部
位からは**上腕二頭筋短頭**と**烏口腕筋**が起始し，**小胸筋**が停止しています．特
に小胸筋の緊張が，上肢帯に影響を及ぼしてしまうケースは非常に多いです．

また烏口突起は，国家試験的にも重要な大事な部位です．「烏口突起に付着す
る筋はどれか．以下のうちから選べ」なんていう問題，本当によく出題され
ます．

肩甲骨は「貝がら骨」

ここまでは，肩甲骨の後面の構造を説明してきました．肩甲骨の前面は隆起
部が少なく，**肩甲下窩**という広いくぼみになっています．

p46，2章1-図2Bを見よ

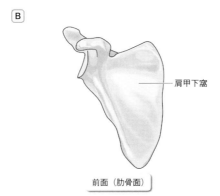

B

肩甲下窩

前面（肋骨面）

ちなみに肩甲下窩から起始する筋は**肩甲下筋**．そのまんまで覚えやすいです
よね．ちなみに「肩甲下窩は肩甲骨の前面じゃなくて裏面じゃないの？」と
思うかもしれませんが，前面で正解．表層から見える側が後面という扱いな

ので，注意してください．

肩甲下窩は当然ながら，窩という字がつくのでくぼんでいます．ぜひ，肩甲骨を矢状面からよく観察してください．くぼんでいる様子がよくわかります．

ちなみに，肩甲骨のことを俗称（ぞくしょう）でなんと呼ぶか知っていますか．「貝がら骨」というんですよ．

肩甲骨に対して，貝がらというイメージはありますか．あまりないと思うんですよ．でも肩甲骨は実際に見ると，貝がらのように弯曲しています．板状の骨ではないんです．

肩甲骨は弯曲しているからこそ，丸みを帯びた胸郭の上を滑走することができるんです．

この観点は，臨床でも非常に重要です．上肢帯を扱う際に胸郭の上を板状のものが滑走するのか，それとも弯曲したものが滑走するのか．この違いを理解しておくことが大事だとわたしは思ってます．

少しわかりにくい関節上結節と関節下結節

あと忘れちゃいけないのは，**関節上結節**と**関節下結節**．

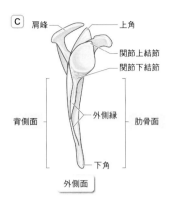

p46，2章1-図2Cを見よ

関節上結節は**上腕二頭筋長頭**，関節下結節は**上腕三頭筋長頭**の起始部です．この部位がどういった形状なのか，きちんと説明できる学生さんはきっと少ないはずです．

肩甲骨の関節窩の上端の隆起部が関節上結節で，下端の隆起部が関節下結節です．他の骨にも関節窩はありますが，関節上結節と関節下結節があるのは肩甲骨だけです．

これらの部位，名前が非常に似た筋の起始部にもなっています．関節上結節からは上腕二頭筋長頭，そして関節下結節からは上腕三頭筋長頭が起始しています．上腕二頭筋短頭や上腕三頭筋内側頭・外側頭ではないですからね．気をつけてください．

わたしの講義を何回か聞いてくれた学生さんはもうわかる思いますが，一文字違いの単語は要注意．国家試験では上・下や二・三，長・短など，漢字一文字を入れ替えて出題する問題が非常に多いです．正確に覚えてくださいね．

鎖骨

次は鎖骨です．鎖骨には**三角筋**と**大胸筋**が起始し，**僧帽筋**が停止しています．

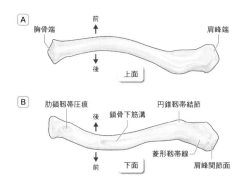

p47，2章1-図3を見よ

ちなみに哺乳類の中で鎖骨がある動物は，実は非常に少ないです．完全な鎖骨を持っているのは，ヒトとごく一部の哺乳動物だけ*．また鎖骨は頭蓋骨の大泉門や小泉門と同じく，**膜内骨化**によって形成されます．通常の長骨は**軟骨内骨化**ですよね．鎖骨と肩関節の機能的なかかわりについては，もう少し後で説明したいと思います．

肩峰下関節

肩甲骨と上腕骨を結ぶ関節の名称は何でしょうか．一般的には**肩甲上腕関節**と呼ばれることが多いですが，解剖学用語では**肩関節**です．英論文でもglenohumeral jointと記載はされますが，あくまで肩関節．肩甲上腕関節は臨床的な名称であることを，記憶の片隅に留めておいてください．

また肩関節には，**狭義の肩関節**と**広義の肩関節**という区分がありました**．

機能的関節にはもう1つ，有名なものがあります．**肩峰下関節**です．**第2肩関節**という名称のほうが，聞き馴染みがあるかもしれません．

＊　1講p22参照
＊＊　1講p23参照

p58，図 肩関節と肩峰下関節 を見よ

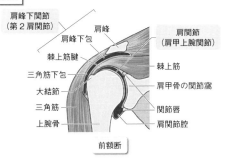

第2肩関節という名称も肩甲上腕関節と同様に，解剖学用語としては登録されていません．解剖学のテキストで調べる場合には，肩峰下関節という名称で探してみてくださいね．

長骨の部位名の基本ルール

そして上腕骨です．上腕骨のように長い骨は**長骨**と呼ばれています．

p48，2章1-図4を見よ

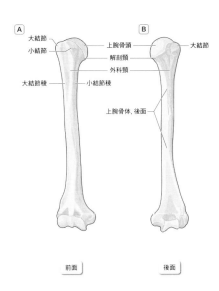

長骨の部位名は，あるルール*にのっとり付けられています．上腕骨の近位端の部位名はもちろん**上腕骨頭**となります．

そして次は上腕骨頸……と言いたいところですが，上腕骨のクビは2部に分かれます．それが**解剖頸**と**外科頸**です．ではどちらが，上腕骨の真のクビなのでしょうか．しいて言うのであれば，真のクビは解剖頸．では，外科頸とは何なのか．

p49，図 解剖頸と外科頸を見よ

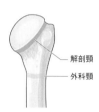

解剖頸
外科頸

外科頸とは大・小結節と上腕骨体の間の細い部分で，<u>上腕骨近位端の関節外骨折の好発部位に相当します</u>．つまり，外科的なクビというわけです．そして中間の領域はボディに相当するため**上腕骨体**．上腕骨の部位名，よろしかったでしょうか．

大結節と小結節

上腕骨の近位端にある2つの重要な部位．それが**大結節**と**小結節**です．

大結節と小結節には，肩関節の機能にかかわる骨格筋が多数付着しています．今日は触察を通じて理解を深めましょう．

---

* 1講p15参照

では画面を見て，わたしの真似をしてくださいね.

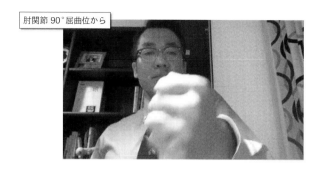

まず肘関節を 90°屈曲し，肩関節を内旋位にします.

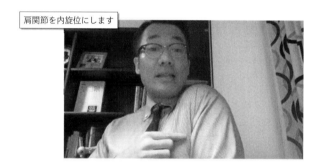

はい．このポジションで肩の前に指 3 本を当ててください.

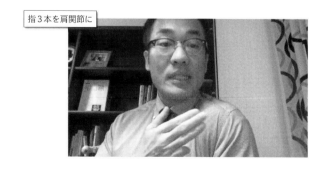

このポジションを取りましたか？

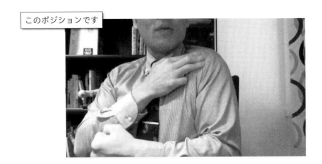
このポジションです

ここから，ゆっくり外旋していくと，このあたりでスコンと落ちる感触があります．

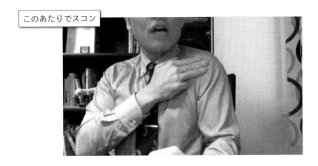
このあたりでスコン

さらに外旋していくと，小さい盛り上がりにぶつかる感触があります．

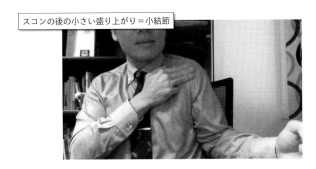
スコンの後の小さい盛り上がり＝小結節

はい．では今後は反対．外旋位から内旋していくとまたスコン．やはり，この辺りで落ちる感触があります．

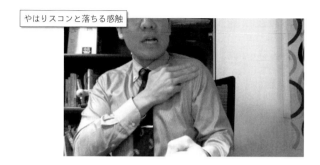

やはりスコンと落ちる感触

その後，さらに内旋を続けると大きな盛り上がりを感じます．

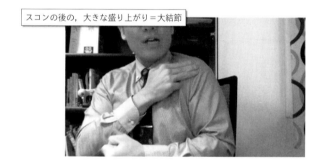

スコンの後の，大きな盛り上がり＝大結節

この大・小の盛り上がりとスコンと落ちる感触，みなさんわかりましたか？
わからないという人は，3本指を置く高さを変えて再度やってみてください．

もうおわかりだと思いますが，内側に感じた小さな盛り上がりが**小結節**です．

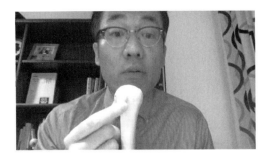

そして，外側の大きな盛り上がりが**大結節**です．

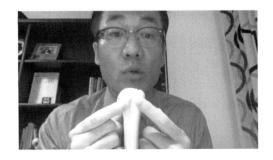

小結節と大結節の間で感じたスコンという落ちる感触．この部位は大結節と小結節の間の溝だから，**結節間溝**と呼ばれています．

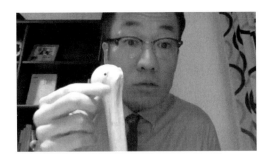

上腕二頭筋長頭の腱が走行する部位ですよね．いいですか，解剖学の答えは
みなさんの体の中にあるんです．

大結節と大結節稜

大結節と大結節稜，もしくは小結節と小結節稜．この違いは何でしょうか．
どっちでも良いというわけにはいきませんよ．運動器の見識を深めるために
も，この理解は重要です．

では，大結節と大結節稜を例に説明しましょう．先ほども触察しましたが，
肩関節近位の大きく盛り上がった部分が大結節です．そこから下方を追うと
だんだんと傾斜が緩やかになり，骨幹部では平坦となります．この一番大き
な盛り上がりから，骨幹部にかけての傾斜が緩やかな領域．ここが**大結節稜**
です．もちろん，小結節の下方は**小結節稜**ですよ．大結節稜には**大胸筋**が，
小結節稜には**大円筋**と**広背筋**が停止しています．

三角筋粗面と橈骨神経溝

上腕骨体で覚えてほしい部位は，**三角筋粗面**と**橈骨神経溝**です．

p48，2章1-図4を再び見よ

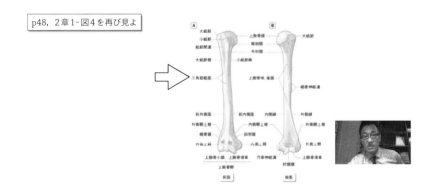

三角筋粗面は上腕骨の外側の中央にある部位で，その名の通り**三角筋**が停止

しています．また橈骨神経溝は上腕骨の後面にある溝で，**橈骨神経**が沿いながら走行しています．

この橈骨神経の圧迫による絞扼症状は，ハネムーンシンドロームとも呼ばれています．どうやらハネムーンに行くと，腕枕なるものをするらしいです．そしてその結果，腕枕をされた側の橈骨神経が麻痺してしまう．ですがよく考えると，少し不思議じゃないですか？ なぜ麻痺する神経は，橈骨神経なのでしょうか．上腕には他にも，正中神経や尺骨神経なども走行しているはずです．ですが，腕枕によって麻痺が起こるのは橈骨神経です．

これには橈骨神経溝が関与しています．橈骨神経だけがこの溝，つまり上腕骨に沿って走行しているので圧迫の影響を受けてしまいます．それに対して他の神経は骨の表面は沿わず，筋に包まれているので直接影響は受けません．

他にも人体には，末梢神経障害の原因となるから圧迫してはいけませんよという部位がありますよね．そういった部位の大半は，神経が骨に沿って走行していることが多いです．こういった点も踏まえ，橈骨神経溝もしっかりと覚えてほしいです．

内側上顆，外側上顆，そして上腕骨顆

上腕骨の遠位部は，一見すると少し複雑です．まずは覚え方を説明したいと思います．上腕骨の遠位部には内側・外側・下方に向かって盛り上がっています．内側の盛り上がりが**内側上顆**で，外側が**外側上顆**．これはすぐにわかると思います．少しわかりにくいのが，下方の盛り上がり．これはいくつかの構造物から形成されており，**上腕骨顆**といいます．上腕骨顆は複雑で少しわかりにくいと思うので，色分けをした図を作成しました．

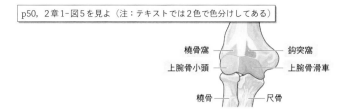

上腕骨顆は**上腕骨小頭**と**上腕骨滑車**，そして**肘頭窩**，**鈎突窩**，**橈骨窩**によって形成されています．

尺骨と橈骨

次は前腕を形成する**尺骨**と**橈骨**です．では橈骨と尺骨，大きいのはどちらでしょうか？

大きいのは…

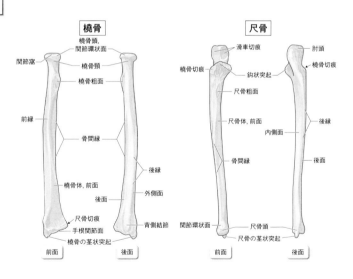

さすがに尺骨のほうが大きいのですが，橈骨もなかなかの大きさです．遠位部を比較すると，橈骨のほうが大きいことがわかると思います．

橈骨の遠位部は手関節の形成にかかわるため，尺骨よりも大きい形態になっています.

次は尺骨を見ていきましょう．近位部の後方で大きく突き出た部分が**肘頭**です．そして前方にある鉤状の突起は，**鉤状突起**と呼ばれています.

鉤という字が使われる部位名は，解剖学ではよくでてきます．ピーターパンに出てくる悪役の名前は何でしょうか．フック船長ですよね．その手は片方が鉤爪になってます．ですからカーブしている部位名には，鉤という字が使われることが多いと覚えておいてください.

肘関節はなぜ，完全屈曲と完全伸展ができるのか

尺骨の**滑車切痕**と**上腕骨滑車**，**橈骨頭**と**上腕骨小頭**が対応することにより，**肘関節**は形成されています．また前者は**腕尺関節**，後者は**腕橈関節**と呼ばれています．先ほども説明しましたが尺骨の後方には肘頭，前方には鉤状突起という突出部があります．肘関節の完全屈曲や完全伸展を行う際，これらの部位が上腕骨にぶつかってしまうと思いませんか．もしぶつかってしまえば，わたしたちは肘関節の完全屈曲・完全伸展を行うことはできません．ですが，ちゃんとその課題に対応した構造が上腕骨にはあります．それが**鉤突窩**と**肘頭窩**です.

p50，2章1-図5を再び見よ

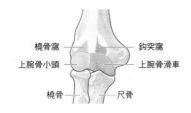

橈骨窩　　　　　　　　鉤突窩
上腕骨小頭　　　　　　上腕骨滑車
橈骨　　　　　尺骨

肘関節が完全屈曲する際，鉤状突起は鉤突窩にはまりこみます．また完全伸展する際には肘頭が肘頭窩にはまりこむ．この関係により，わたしたちは肘

関節の完全屈曲と完全伸展ができるわけです.

また，名称にも気をつけてくださいね．鈎状突起窩じゃなく，鈎突窩です．わたしたちもスマートフォンを，「スマホ」と略して言いますよね．また，橈骨頭に対応するくぼみが橈骨窩であることも，理解しておきましょう.

ここまでよいでしょうか．肘関節は鈎突窩や橈骨窩があるから完全屈曲，肘頭窩があるから完全伸展ができるわけです．また完全屈曲や完全伸展の際には骨同士がしっかりと嚙み合っているので，骨の支持性が高い状態となります．逆に屈曲・伸展の中間位では支持性が低いため外力に弱く，整形外科疾患の受傷機転にもつながることも覚えておいてください．少し複雑な上腕骨顆とそれに対応した構造物．ちゃんとポイントを押さえておきましょう.

腕尺関節は蝶番関節？らせん関節？

さて問題です．腕尺関節の形態は蝶番関節ですか？らせん関節ですか？らせん関節という解釈のほうが正確ですが，国家試験などではどちらでも正解です．ではこれは，どういった解釈なのでしょうか.

p37，1章5-図3Aを見よ

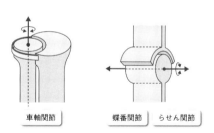

A 一軸性関節

車軸関節　　蝶番関節　らせん関節

みなさん，自分の肘関節を完全伸展してみてください．そうすると上腕に対し，前腕が外側に向いていると思います．この角度は**運搬角，生理的外反，肘角**などと呼ばれています．ちなみに個人差もありますが，男性よりも女性の方が角度が大きいです．では次は，肘関節を完全屈曲してください．そう

すると，上腕に対して前腕が一直線上に並びます．あれ？と思いませんか．運搬角があるのであれば，屈曲した際に前腕は内側を向くはずですよね．

基本的に一方向に回転運動を行う関節は，**蝶番関節**と呼ばれています．また蝶番関節のうち，屈曲・伸展時に回旋運動を伴うものを**らせん関節**と呼ぶわけです．

先ほどやってもらったように，腕尺関節は回旋運動を伴いながら屈曲・伸展をしています．なので正確にはらせん関節．ですがらせん関節は蝶番関節の変形ですから，蝶番関節と言っても正しいという解釈になります．

逆に言えば，回旋運動を伴わない関節が蝶番関節です．なので指の近位・遠位指節間関節はらせん関節では不正解．蝶番関節が正解です．

あと肘関節周囲で押さえておきたいのは，**ヒューター線**と**ヒューター三角**です．

完全伸展した肘関節を後面から見ると，内側上顆・肘頭・外側上顆は一直線上に並んでいます．ですがその状態から屈曲すると，その配列は肘頭を頂点とした二等辺三角形となります．前者はヒューター線，後者はヒューター三角とよばれています．肘関節の脱臼や骨折があった場合，この配列の変形が起こります．また人体には，～三角や～線といった部位がいくつもありますよね．基本的には臨床的な意義が何かしらあるので，必ず構造と意義をセットで覚えてくださいね．

手根骨の覚え方

では次は手根を形成する，8つの**手根骨**について学習しましょう．

p53，2章1-図8を見よ

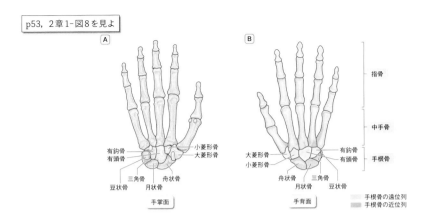

手根骨の配列は手前に4つ，奥に4つ．母指側から順に手前は**舟状骨・月状骨・三角骨・豆状骨**，奥は**大菱形骨・小菱形骨・有頭骨・有鈎骨**と並んでいます．手根骨は語呂合わせで覚えることが多いですね．

「父（豆状骨）さん（三角骨）の月（月状骨）収（舟状骨）は大小（大菱形骨）（小菱形骨）有る（有頭骨）が，有効（有鈎骨）に使えよ」

なんて語呂合わせ，聞いたことありませんか？

また余談ですが手根骨は8つなのに対し，足根骨は7つです．足根骨についてはまたいずれ，別の機会に説明したいと思います*．

語呂合わせと舟状骨

先ほども言ったように，手根骨の暗記は語呂合わせを用いる人が多いと思います．ですが，その配列には要注意．では問題です．

「舟状骨と有頭骨は関節を形成している．○か×か」

---

* 4講p126参照

語呂合わせのイメージで考えると×だと思うかもしれませんが，これは○なんです．語呂合わせのままで考えると，こういう配列だと思ってしまう人が多いです．

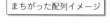
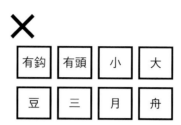

有鈎：有鈎骨　有頭：有頭骨　小：小菱形骨　大：大菱形骨
豆：豆状骨　三：三角骨　月：月状骨　舟：舟状骨

この並びだと，舟状骨と有頭骨はずいぶん離れていますよね．ですが，実際の配列は違います．

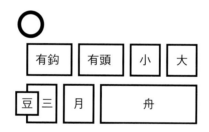

この図を見ると，舟状骨のすぐ前方に有頭骨があることがわかると思います．

いいですか．実際には，舟状骨の前方には大菱形骨・小菱形骨・有頭骨が並んでいます．そして豆状骨と三角骨については横並びではなく，三角骨の上に豆状骨が乗るような配置となっています．ただ，語呂合わせ通りに8個が並んでいるわけではありません．そして舟状骨についてはぜひ，以下の語呂合わせも覚えてください．

「船（舟状骨）の前には大人（大菱形骨）と小人（小菱形骨）と船頭さん（有頭骨）」

いいでしょうか．手根骨の配列は2つの語呂合わせで覚えてください．あと手の舟状骨は，骨折後の**無腐性壊死***や**偽関節**の好発部位でもあります．

p53，図 舟状骨の偽関節 を見よ

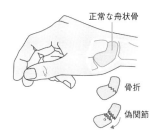

正常な舟状骨

骨折

偽関節

橈骨手根関節と尺骨手根関節？

手関節は**橈骨手根関節**と**手根間関節**によって構成されています．「尺骨手根関節は？」と思うかもしれませんが，尺骨と手根骨の間に関節はありません．いま一度，橈骨と尺骨の遠位部を比較しましょう．橈骨は大きくて太いのに対し，尺骨は小さいですよね．尺骨と手根骨の間には，**三角線維軟骨複合体**という構造物があります．

p62，図 三角線維軟骨複合体の構成 を見よ

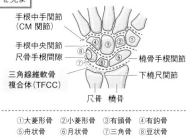

手根中手関節（CM関節）
手根中央関節
尺骨手根間隙
三角線維軟骨複合体（TFCC）
橈骨手根関節
下橈尺関節
尺骨　橈骨

①大菱形骨　②小菱形骨　③有頭骨　④有鈎骨
⑤舟状骨　⑥月状骨　⑦三角骨　⑧豆状骨

---

*　1講p20参照

臨床場面ではtriangular fibrocartilage complexの略名で，**TFCC**とも呼ばれることが多いです.

もし，TFCCの領域に尺骨手根関節があったら，どうなるでしょうか. これは大変ですよ. 前腕の回内・回外ができなくなってしまいます. 左手で右手の尺骨と手根骨を固定し，回内・回外をしてみてください. ね，できないでしょう?

橈骨手根関節は楕円関節？顆状関節？

橈骨手根関節は楕円関節でしょうか？ それとも顆状関節でしょうか？

p37，1章5-図3Bを見よ

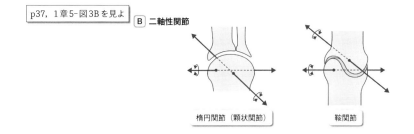

B 二軸性関節

楕円関節（顆状関節）　　鞍関節

楕円関節は二軸性の関節で，基本的には顆状関節と同一の関節です. なので，どちらでも正解です. ですが，橈骨手根関節＝楕円関節と記載する場合のほうが多いですよね.

次は楕円関節の形状をみてみましょう. 球関節の関節面が野球のボールとするのであれば，楕円関節はラグビーボール. なので直行する2つの運動軸での運動は行えますが，球関節のようにグルグルと回旋する動きはできません.

球関節と言えば肩関節や股関節（厳密には臼状関節）を思い浮かべると思いますが，**腕橈関節**も球関節です. 肘関節を屈曲・伸展しながら，前腕を回内・回外することができますよね. なのでこの関節も，多軸性の球関節という扱

いになります.

ではここで，橈骨手根関節の形状の覚え方を教えてあげますね．みなさん，
橈骨手根関節を顎にくっつけてみてください．どんな姿勢になりますか？

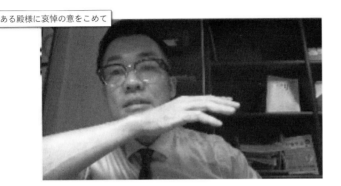

ある殿様に哀悼の意をこめて

あいーん．じゃなくって，

だえーん，だえーん関節，楕円関節……

と覚えてくださいね．ある殿様に哀悼の意を込めて．

あと手の関節で重要なのは，**母指の手根中手関節**．他の4指は平面関節であ
るのに対し，母指だけは鞍関節です．わたしたちは母指が鞍関節だからこそ，
対立運動が行うことができます．手の機能を語るうえで非常に重要な関節な
ので，覚えておいてください．

そして中手骨．中手骨はどこにあるかわかりますか？ いわゆる手の甲ですか
らね．指ではありませんよ．指の骨は近位から順に**基節骨，中節骨，末節骨**
と並んでいます．ちなみに指の骨は，母指のみ中節骨がありません．だから
関節の名称も母指以外の4指には**近位指節間関節**と**遠位指節間関節**がありま
すが，母指は近位も遠位もないので**指節間関節**となります．

また中手骨より遠位の骨には，**頭・体・底**という部位名が付きます．一番遠位部が頭，真ん中が体，一番近位が底．中手骨の一番遠位は中手骨頭，基節骨の真ん中は基節骨体といった具合です．

振り返り

では，今日の復習をしましょう．

上肢帯もしくは肩甲帯とは，どこでしたでしょうか．

肩甲骨の部位名はすべて重要なので丸暗記．各部位名は，形態を表すものが多かったですよね．

鎖骨の重要性も今日は講義しました．鎖骨が構成にかかわる関節は，何があったでしょうか．

そして上腕骨．2つある頸，どこでしたでしょうか．少し複雑な上腕骨顆についても，復習してくださいね．

手根骨の配置も重要です．語呂合わせは2種類，セットで覚えてください．

各関節の話もしましたね．だえーん，恥ずかしがらずにやってくださいよ．

それでは今月はこれでおしまいにしましょう．みなさん，お疲れ様でした．

＜第2講 終了＞

Stay's Anatomy
上肢の骨・関節

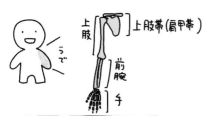

上肢帯(肩甲帯)

上肢 / 前腕 / 手

うで

尺骨と橈骨

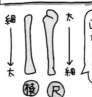

細→太　太→細

橈　尺

遠位では橈骨＞尺骨なので橈骨手根関節はあるけど尺骨手根関節はないよ

素直な名前が多い肩甲骨

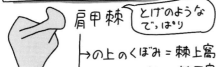

肩甲棘　とげのようなでっぱり

→ の上のくぼみ ＝ 棘上窩
→ の下のくぼみ ＝ 棘下窩

名称＋位置でおぼえよう

Q 腕尺関節はらせん？蝶番？

A どちらも正解

ただし 運動時に回旋を伴うので正確にはらせん関節

女性は大きい　生理的外反肘

うこう
烏口突起　鳥じゃないよ

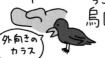

外向きのカラス

多くの筋がつくでっぱり

手根骨

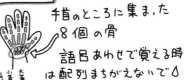

手首のところに集まった8個の骨

語呂あわせで覚える時は配列まちがえないで♪

有鈎骨 小菱形骨 大菱形骨

舟状骨の前ちには3つの骨がならんでいる

頭　大　小

船頭と小人と大人が舟の上にのっている

上腕骨

長い骨の名前のルール

上腕骨頭 →
上腕骨 解剖頸/外科
上腕骨体 →

頭 頸 体

さわってみよう

大結節 ⇨ 外旋位→内旋したときにふれる大きなもりあがり

小結節 ⇨ 内旋位→外旋したときにふれる小さなもりあがり

結節間溝 ⇨ スコンと落ちるあいだのへこみ

橈骨手根関節

この関節

手をあごにあてたら
アイーン・ダエーン関節
(楕円)

@kyoko_PT

第3講
上肢の筋

"臨床を実践するうえでも，上肢の筋の理解は必要不可欠です．理解のポイントをしっかりと押さえ，起始停止や神経支配作用をばっちり覚えましょう."

上肢の筋についての講義をはじめましょう．

今回は多くの職種の学生さんが参加しています．上肢の筋の知識は職種により，少しだけ押さえておくべき範囲が異なるかもしれません．ですので今日はどの職種でも必ず必要になる範囲を中心に，講義を展開していきたいと思います．

まず最初は，胸部の筋です．

肩関節と股関節の違いから胸部の筋を考える

では問題です．肩関節と股関節，この2つの関節を比較してみると，どういった差異があるでしょうか．いずれも球関節ですが当然，可動域は肩関節のほうが大きい．ではなぜ，肩関節のほうが可動域が大きいのでしょうか．もちろん関節頭・関節窩の形状の差も関係しますが，それだけではありません．

運動は関節のみで行うことはできません．当然ながら，骨格筋の収縮がその原動力として働きます．ということで肩関節と股関節の可動域の差には，骨格筋の形態が関係しています．

結論から言うと体幹と上肢を結ぶ筋は数多い反面，体幹と下肢を結ぶ筋はわずかしかありません．ちなみに体幹と上肢を結ぶ筋は大胸筋や小胸筋，前鋸筋，僧帽筋など，非常に多く存在しています．ですが，体幹と下肢を結ぶ筋は大腰筋くらいしかありません．だから上肢を高く上げて保持することは簡単ですが，下肢で同じことは容易にできません．バレエや空手などのトレーニングを積んでいなければできませんよね．あれも実際には，体幹の筋が関与しているのですが．

ということでこれから説明する胸部の筋は，体幹と上肢を結ぶ非常に重要な役割をになっているわけです．

大胸筋と小胸筋

胸部の筋で最も大きいのが**大胸筋**，そしてその深層には**小胸筋**が存在します．

p65，2章3-図1を見よ

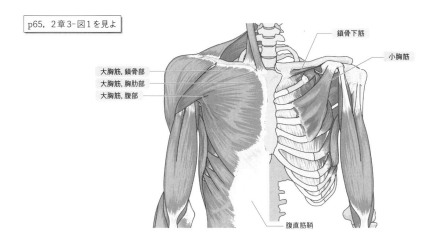

大胸筋と小胸筋の支配神経は，何でしょうか．**内側 胸 筋神経と外側 胸 筋神<ruby>経<rt>けい</rt></ruby>**という枝が支配しています．片方だけではなく，2種類の神経が大胸筋と小胸筋に分布していると覚えてください．

大胸筋の部位名と起始との関係

まず，大胸筋の起始について説明します．大胸筋は鎖骨の内側1/2，胸骨，第1〜7肋軟骨，腹直筋鞘の前葉から起始しています．特に腹直筋鞘から起始している点は忘れられがちですが，機能を考えるうえでも重要なので押さえておきましょう．

非常に大きな大胸筋は上方から**鎖骨部，胸肋部，腹部**という3部位に分かれています．上部・中部・下部ではありませんよ．この部位名，起始と対比すると簡単に覚えることができます．鎖骨の内側1/2から起始するのが鎖骨部，胸骨と肋軟骨から起始するのが胸肋部，腹直筋鞘の前葉から起始するのが腹

<u>部</u>です．各部位名はちゃんと「名が体をあらわす」名称になっていると覚えてください．

続いて大胸筋の停止部です．大胸筋は<u>上腕骨</u>の<u>大結節稜</u>に停止しています．大結節ではありませんよ*.

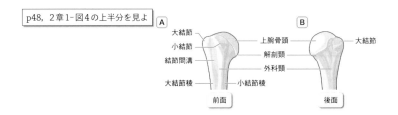

p48，2章1-図4の上半分を見よ

また<u>肩関節の機能に関係する筋のうち，小結節・小結節稜に停止する筋は内旋，大結節・大結節稜に停止する筋は外旋の作用をもつものが多いです．</u>この**内旋・外旋の筋のルール**，胸部や肩甲帯の筋の作用を理解するうえで便利なので，覚えてくださいね．

上腕骨近位の内側に小結節・小結節稜，外側に大結節・大結節稜があります．なので内側に付く筋が収縮して内旋，外側の筋が収縮すれば外旋となるわけです．

ですが大胸筋は大結節稜に停止するのに，作用は**内旋**です．これはなぜでしょうか？

大胸筋は大結節・大結節稜に付着する筋のうち，最も浅層に位置しています．小結節・小結節稜を越えてガブッと大結節稜に停止しているため，作用は外旋ではなく**内旋**となります．

また大胸筋の停止部は大結節ではなく大結節稜なので，他の肩甲帯の筋と比

＊　大結節稜と大結節の違いについては2章p65で復習してください．

較して低い高さに付着しています．もしかすると，みなさんのイメージより
もずっと下方かもしれないので，テキストでも確認してくださいね．なので
臨床では，大胸筋の短縮によって肩関節の屈曲が制限されることも多いです．
ですが大結節稜の正しい範囲を理解していなかったり，誤って「大結節に停
止」と覚えていれば，こういった点に気付けませんよね．だから大結節と大
結節稜，そして小結節と大結節稜に付着する筋は正確に覚えましょう．ちな
みに国家試験でもよく出題されるポイントですよ．

小胸筋と忘れちゃいけない鎖骨下筋

大胸筋のすぐ深層には，小胸筋が位置しています．起始は第3～5肋骨です
が，文献によっては第2～5肋骨と記載される場合もあります．これは誤植
ではなく，文献による解釈の範疇です．実際には個人差もありますので．

そして停止は，肩甲骨の**烏口突起**です．烏口突起は臨床的にも，重要な部分
だとわたしは考えています．現状が落ち着いて実技で説明できる時期になっ
たら，触察についても教えますね．

p46，2章1-図2Bを見よ

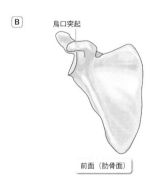

B

烏口突起

前面（肋骨面）

あと胸部の筋で忘れられやすいのが**鎖骨下筋**です．忘れている学生さんも多
いと思いますが，マニアックな筋だと思わないでください．鎖骨の後面に停
止している筋で，鎖骨が骨折した際に鎖骨下動・静脈や腕神経叢の上神経幹

を保護する役割があると考えられています．ちなみに鎖骨下筋を支配する神経の名称は，簡単に覚えることができます．名前はそのまんま，**鎖骨下筋神経**です．

ちなみに鎖骨の後面は**肋鎖間隙**（ろくさ かんげき）と呼ばれ，絞扼症状（こうやく）が起こる部位でもあります．絞扼症状というのは神経や脈管が骨などに挟みこまれ，痺れや痛みが起こってしまう状態のことです．ですが骨標本で肋鎖間隙を確認すると，「絞扼症状なんて起こるのかな？」というくらいスペースが空いています．ですが生体では鎖骨の後面には鎖骨下筋が付着しているため，肋鎖間隙は非常に狭くなっています．鎖骨下筋のサイズは，ある研究のデータを踏まえるとだいたいホワイトボードマーカー1本分くらい．ね，そう考えると肋鎖間隙の狭さがわかるでしょ．

前鋸筋の「鋸」ってなんて読む？

胸部の筋の最後は**前鋸筋**です．前鋸筋がどういうカタチか説明できる学生さんは，かなり少ないはずです．なかなか全貌が見えにくい筋の1つではないでしょうか．前鋸筋は第1〜9肋骨の外側面から起始する筋で，その領域はギザギザギザギザとした形状をしています．

ちなみにみなさん，前鋸筋の「鋸」は訓読みでは何と読みますか？ 答えは「のこぎり」．医学ではノコギリの歯のような形状に対し，鋸という字を付けることが多いです．心電図の波形でも，鋸歯状波なんていうのもありますからね*．

起始の領域の形状は有名ですが，停止の領域はわかりにくい．肩甲骨の深層を通って上角・内側縁・下角に停止しています．肩甲骨の表層からではないですよ．肩甲骨の深層を通過し，肩甲骨の内側の領域に付着すると覚えてください．

＊ Stay's Anatomy神経・循環器編p159参照

肩甲骨の外転・上方回旋ってどんな動き？

p23，1章2-図7を見よ

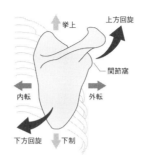

前鋸筋の作用は肩甲骨の外転・上方回旋です．外転はわかると思います．肩甲骨が身体の正中に向かって動けば内転，その反対が外転です．ちなみに文献によっては外転・内転を前進・後退と記載するものもあります．運動器を扱う職種としては，やはり外転・内転という記載のほうが良いかとは思いますが．

では肩甲骨の上方回旋とは，どういった動きでしょうか．

肩甲骨の上方回旋と下方回旋については，どういう運動なのかを記載していない解剖学書も多々あります．今日はわたしの手を肩甲骨に見立て，運動方向を覚えましょう．

わたしの左手が肩甲骨だとして，小指側に関節窩があると思ってください．

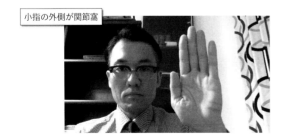

小指の外側が関節窩

いいですか．関節窩が<u>上</u>を向いたら上方回旋です．

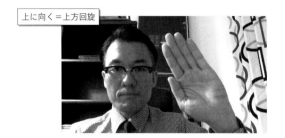

上に向く＝上方回旋

そして，関節窩が<u>下</u>を向いたら<u>下方回旋です</u>．だから前鋸筋は，手を前方にリーチをする動作に深くかかわっています．前方にリーチする際には，肩甲骨は外転・上方回旋していますよね．実際にやって，身体で覚えましょう．

肩甲骨の上方回旋・下方回旋の作用をもつ筋は，前鋸筋以外にもまだまだありますよ．僧帽筋に肩甲挙筋，小・大菱形筋など．国家試験にもよく出題されるのですが，苦手な学生さんが多いようです．関節窩の向きで，考えれるようになりましょうね．

ちなみに前鋸筋のことを，**ストレート筋**と表現する本もあります．ボクシングでストレートを打つときも，肩甲骨が外転・上方回旋していますよね．

前鋸筋の支配神経は**長胸神経**です．第５〜７頸神経から起こる枝で<u>腕神経叢のうち，最も近位から起こる神経として知られています</u>．またこの神経が損傷や麻痺してしまうと，上肢を挙上する際に肩甲骨の内側縁が浮き上がってしまいます．その様子が羽根のように見えてしまうことから，**翼状肩甲**と呼ばれています．

ちなみに長胸神経と非常に名称が似ている神経があります．それが広背筋を支配する**胸背神経**です．また，胸背神経は**肩甲背神経**と名称が似ていますよね．なのでこの３つを入れ替える国家試験の問題は，例年のように出題され

ます．必ず整理して覚えておきましょう．

関係を整理しよう

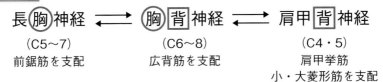

長⑲神経 ⟵ 胸背神経 ⟵ 肩甲背神経
（C5〜7）　　　　　（C6〜8）　　　　　（C4・5）
前鋸筋を支配　　　　広背筋を支配　　　　肩甲挙筋
　　　　　　　　　　　　　　　　　　小・大菱形筋を支配

背部浅層の筋

背部浅層の筋は**僧帽筋，広背筋，肩甲挙筋，小菱形筋，大菱形筋**の計5つで
す．背部浅層の筋も胸部の筋と同様に，<u>上肢と体幹を結んでいる筋が中心で</u>
す．ということでその機能にも着目しつつ，説明していきますね．

背部浅層の筋1：僧帽筋

p67，2章3-図2を見よ

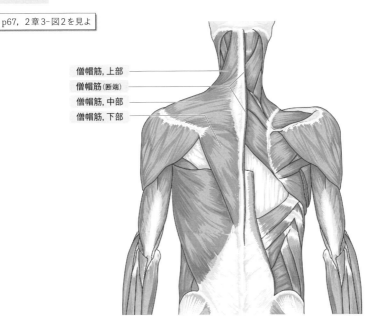

僧帽筋，上部
僧帽筋（断端）
僧帽筋，中部
僧帽筋，下部

まず最初は僧帽筋です．僧帽筋の神経支配は**副神経と第2～4頸神経の二重神経支配**です．ちなみに副神経とは，どういった神経でしたでしょうか．12種類ある**脳神経**の1つでしたよね．ちなみ僧帽筋と同様に，副神経と頸神経の二重神経支配を受ける筋はもう1つありましたよね？そうです．**胸鎖乳突筋**です．

p203，4章5-図3Bを見よ

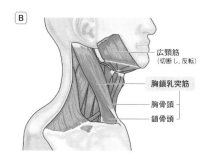

また僧帽筋は上から順番に，**上部・中部・下部**に区分されます．この部位名，文献によっては上から順番に**下行部・水平部・上行部**と記載される場合もあります．どちらの表現も正しいのですが，上部が下行部，下部が上行部である点に要注意．上方から下方に筋が走行するから下行部という名称になっているわけです．また僧帽筋は上部も下部も，肩甲骨を上方回旋させる作用をもっています．間違えないように覚えましょう．

背部浅層の筋2：広背筋

広背筋は図で確認すると腰部周辺から起始するので，体幹の筋のように見えるかもしれません．

p67，2章3-図2を再び見よ

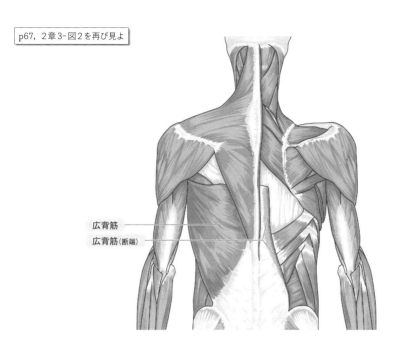

広背筋
広背筋(断端)

ですが広背筋は当然ながら，体幹ではなく上肢の筋に分類されます．支配神経は腕神経叢に由来する**胸背神経**ですから当然です．胸背神経のポイントは先ほども説明しましたよね．第6〜8頸神経によって形成される枝です．

そして停止部は**上腕骨の小結節稜**．内旋・外旋の筋のルール*で考えば，この筋はルール通り．なので広背筋は肩関節内旋の作用をもっています．先ほどの大胸筋が例外だっただけで，基本的には広背筋のようにルール通りの筋が多いです．また広背筋は肩関節の内旋以外にも，肩関節の内転・伸展にも働きます．

背部浅層の筋3：肩甲挙筋と小・大菱形筋

最後は**肩甲挙筋，小菱形筋，大菱形筋**の3つです．まずは図で，これらの筋の位置を確認してみましょう．

＊　本講 p82 参照

p67，2章3-図2を三度見よ

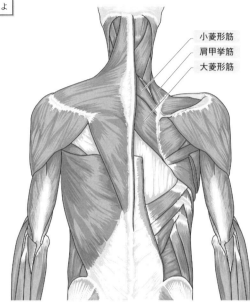

小菱形筋
肩甲挙筋
大菱形筋

縦に３つ，非常に近しい位置関係で並んでいますよね．この領域を縦に走行する神経が**肩甲背神経**．もちろん，３つの筋すべてを支配する神経です．ちなみにいずれの筋も，肩甲骨を下方回旋させる働きをもっています．

肩甲骨周囲の筋

次は肩甲骨周囲の筋です．ここまで説明していた筋はすべて，体幹と上肢を結ぶ筋肉でした．ですがここから説明する筋は，肩甲骨と上腕骨を連結する筋ばかりです．

肩甲骨周囲の筋１：三角筋

まず，最初は**三角筋**です．三角筋は前部は鎖骨の外側1/3，中部は肩甲骨の肩峰，後部は肩甲棘から起始しています．

p68，2章3-図3Aを見よ

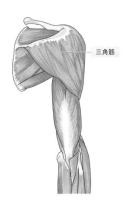

三角筋

この三角筋の起始部，改めてよく考えてみると，ある構造物をぐるっと全周覆っているのに気付くと思います．ある構造物とは**肩峰**です*．三角筋は肩峰を中心として前方は鎖骨の外側1/3，後方は肩甲棘に付着しています．

そして三角筋の停止部は，上腕骨の**三角筋粗面**です．ちょうど上腕骨の外側1/2にある部位ですので，学校の骨標本で触って確認してくださいね．「粗面」ですから，ザラっとした感触の部位ですよ．

三角筋を支配する神経は**腋窩神経**です．腋窩神経は三角筋の他に，**小円筋**も支配しているのでお忘れなく．最後に作用に関してですが，基本的には**肩関節の外転**です．肩関節の外転に加えて**前部では屈曲・水平屈曲・内旋**，**後部は伸展・水平伸展・外旋**の作用が加わります．

肩甲骨周囲の筋2：棘上筋

棘上筋は**棘上窩**から起始した後，上腕骨の**大結節**に停止する筋です．棘上窩から起始する筋だから棘上筋．そのままの名称ですよね．

---

* 2講p53参照

p68，2章3-図3Bを見よ

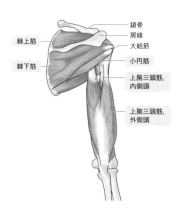

そしてもちろん，**棘下窩**から起始する筋は**棘下筋**となるわけです．

「棘上筋の停止部は大結節」ということは，作用は何でしょうか？ セオリー通りに考えれば肩関節の外旋と答えたくなりますが，実際には**肩関節の外転**です．

内旋・外旋の筋のルールについては，今日の前半で説明しました＊．上肢の筋のうち，そのルールに当てはまらない筋が大胸筋と棘上筋です．

ちなみに他の大結節に停止する筋は，すべて肩関節の外旋に働きます（大胸筋の停止部は大結節稜）．ではなぜ，棘上筋のみが大結節に停止するのに，肩関節の外転に働くのでしょうか．これには，付着する部位が関係しています．では実際に，骨標本を使って説明しますね．

基本的に大結節に停止する筋は，上腕骨後面の側方から付着しています．

＊　本講p82参照

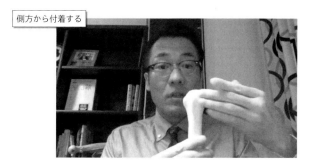

側方から付着する

ですから収縮すれば，グッと上腕骨を外旋させるわけです．

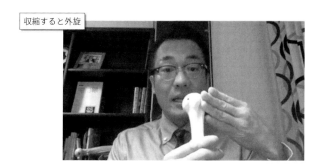

収縮すると外旋

ですが棘上筋は，上腕骨後面の上方から大結節に付着しています．側方からではなく上方から付着しているので，収縮すると肩関節の外転に働くわけです．停止部が大結節であっても，側方から付着する筋と上方から付着する筋があることを覚えておいてください．

肩甲骨周囲の筋3：棘下筋

棘上筋に続いて，**棘下筋**です．先ほども説明した通り，**棘下窩**から起始する筋です．そして停止部は**大結節**．作用についてはもちろんルール通り，**肩関節の外旋**となります．これはセオリーに従っていますよね．ですが支配神経についてはちょっと注意が必要です．国家試験にはよく，以下のような問題が出題されます．

「棘下筋は肩甲下神経支配である．○か×か」

棘上筋は肩甲上神経によって支配されていますから，ついつい「じゃあ棘下筋は肩甲下神経かな？」と思ってしまいがちです．ですが正解は×．棘下筋は棘上筋とともに，**肩甲上神経**によって支配されています．では，肩甲下神経支配によって支配される筋には何があるのでしょうか？

肩甲下神経支配の筋

肩甲下神経支配の筋は2種類．**肩甲下筋**と**大円筋**です．

肩甲下筋の起始部は，肩甲骨の**肩甲下窩**です．肩甲下筋は貝の身のように，弯曲している骨の内側，つまり肩甲下窩にびっしり付着しています[*]．そして大円筋は，肩甲下筋のすぐ下方に位置しています．大円筋の停止部は**小結節稜**ですのでセオリー通り，内旋の作用を有しています．

肩甲上神経と肩甲下神経によって支配される筋に関する設問は，国家試験にホントによく出題されます．必ず出るとは言い切れませんが，理学療法士・作業療法士，柔道整復師，鍼灸師など，どの職種の国家試験でも出題率は非常に高いです．

では肩甲上神経・肩甲下神経における「上下」とは，何を示しているのでしょうか．いいですか．四つん這いのポジションになったときに上面にくる筋が肩甲上神経支配，下方にくる筋が肩甲下神経支配と覚えてください．

ここで「あれ？　大円筋は背側の筋じゃないの？」と思う人もいるかもしれませんが，肩甲骨から起始する筋を腹側から確認すると，肩甲下筋のすぐ下方に大円筋が位置しています．ということで最後に整理をしましょうか．肩甲上神経支配は棘上筋と棘下筋，肩甲下神経支配は肩甲下筋と大円筋です．間

---

[*]　2講p55参照

違えないように覚えてくださいね.

ではちょうど45分経ったので,少し休憩しましょう.お茶でも飲んでください.

◆　　　◆　　　◆

はい,では講義を再開したいと思います.

肩甲骨周囲の筋4：小円筋

では小円筋です.小円筋は肩甲骨の**外側縁**から起始した後に,上腕骨の**大結節**に付着する筋です.大結節に付着する筋ですから作用はルール通り,**肩関節外旋**です.また小円筋に**棘上筋,棘下筋,肩甲下筋**を加えた筋群は,**回旋筋腱板**(ローテーターカフ：rotator cuff)と呼ばれています.大円筋は入りませんから,気を付けてくださいね.基本のキホンではありますが,まだ覚えてなかったっていう人は必ず覚えてください.

ちなみにローテーターカフの「カフ」とは,どういう意味なのでしょうか.

カフというのは,Yシャツの袖口部分のことです.袖口のように,肩関節をグルっと覆う構造をしているのが語源とされています.

また小円筋を支配するのは,**腋窩神経**です.腋窩神経によって支配される筋はもう1つありますが,何でしょうか? 正解は**三角筋**です.是非,小円筋とセットで押さえておきましょう.

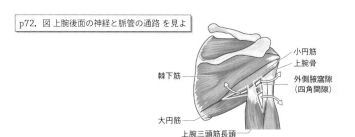

p72，図 上腕後面の神経と脈管の通路 を見よ

小円筋
上腕骨
外側腋窩隙
（四角間隙）
棘下筋
大円筋
上腕三頭筋長頭

腋窩神経と併せて覚えておきたいのが**外側腋窩隙**．小円筋*と大円筋，上腕骨，上腕三頭筋長頭によって囲まれた小窓で，この部位を**腋窩神経**と**後上腕回旋動静脈**が通過します．外側腋窩隙の領域で起こる絞扼症状はQuadrilateral space syndromeと呼ばれ，臨床場面でも問題になることが多いです．**QLSS**という名称で耳にすることも，あるかと思います．

外側腋窩隙は数年前から，理学療法士・作業療法士国家試験に出題されるようになりました．ちなみに柔道整復師や鍼灸師の国家試験では，もっと以前から出題されています．その兼ね合いもあるのか，理学療法士・作業療法士の現職者の方で外側腋窩隙を知らないという方もたまにいます．今日を機に，確実に覚えてしまいましょう．

---

*　肩甲下筋を加える場合もある．

上腕の屈筋群1：上腕二頭筋

上腕の屈筋群に関して，まずみなさんに朗報があります．上腕の屈筋群には**上腕二頭筋長頭・短頭，烏口腕筋，上腕筋**などがありますが，すべて支配神経は**筋皮神経**です．腕神経叢の外側神経束から起こる枝ですよね．

p70，2章3-図4A を再び見よ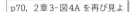

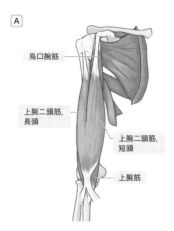

烏口腕筋

上腕二頭筋，
長頭

上腕二頭筋，
短頭

上腕筋

まず上腕の屈筋群と言えば，何といっても**上腕二頭筋**でしょうか．上腕二頭筋の作用は2種類ありますが，まず有名なのは**肘関節の屈曲**．某芸人さんが「おい！オレの上腕二頭筋！」とよく叫んでますよね．ちなみに読み方には要注意．正確には「ひじかんせつ」ではなく，「ちゅうかんせつ」が正しいです．これを機に覚えておいてください．

そしてもう1つの作用が，**前腕の回外**です．こちらはなぜか，学生さんには忘れられてしまうことが多いようです．上腕二頭筋の作用について，少し例え話をしましょうか．

なぜ，ジャムの蓋が開けれないのか？

みなさんが朝起きてパンを焼き，そこにお気に入りのジャムを塗るとしましょ

う．その際に，ジャムの蓋を開けようとしたら開かなかった経験はありませんか？1日前はあなたが閉めたにもかかわらずです．みなさんの筋は，一夜にして萎縮してしまったのでしょうか．そんなわけがありませんよね．

ジャムの蓋は開ける際には反時計回り，閉める際には時計回りに回さなければなりません．言い換えれば，わたしたちは蓋を開ける際には**前腕の回内**，閉める際には**前腕の回外**を行っています．実は前腕の回内と回外の張力を比較すると，回外のほうがずっと強く働きます．

前腕の回内を行う際には**円回内筋**と**方形回内筋**，そして**橈側手根屈筋**などが働いています．そして前腕の回外には，**回外筋**と**上腕二頭筋**がかかわっています．これらの筋群の張力を比較すると，圧倒的に強いのは上腕二頭筋です．そのため，わたしたちは回内よりも回外の張力が強くなります．

なので強い回外で瓶の蓋を閉めて弱い回内で開けようとするため，開かなくなるわけです．でも逆に考えれば，蓋が開かないのも困りますが，お気に入りのジャムが腐るのはもっと困りますよね．だから瓶の蓋は筋力の強い前腕回外で閉まるように，設計されています．

上腕二頭筋の起始停止

上腕二頭筋は**橈骨粗面**，そして**上腕二頭筋腱膜を介して前腕筋膜**に停止しています．起始に関しては，**長頭**と**短頭**が別々の部位から起こっています．長頭の起始部は**肩甲骨の関節上結節**，短頭は**烏口突起**です．

ちなみに烏口突起に停止する筋は，先ほども説明しましたよね．何でしたでしょうか．そうです．**小胸筋**でしたよね．

p46，2章1-図2Cを見よ

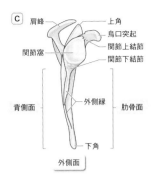

関節上結節と関節下結節*という2つの隆起は部位名も似ていますが，起始する筋の名称も非常に似ています．関節上結節から起こるのが上腕二頭筋の長頭で，関節下結節から起こるのが上腕三頭筋の長頭です．

関節上結節と関節下結節から起始する筋については，国家試験にもよく出題されます．いつもわたしの講義では言うのですが，漢字一文字違いの単語には要注意．二・三，上・下，長・短などが付く部位名は，しっかりと整理して覚えましょう．

---

*　2講p56参照

上腕の屈筋群２：上腕筋

上腕筋は**上腕骨の前面の下部**，**内側・外側上腕筋間中隔**から起始する筋で，**尺骨粗面**に停止しています．

p70，２章3-図4B を見よ

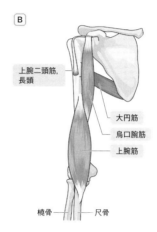

ちなみに橈骨粗面に停止するのは，上腕二頭筋でしたよね．間違えないでくださいよ．

支配神経は先ほども説明した通り，**筋皮神経**です．ですが一部，**橈骨神経**の枝が加わることがあります．そのため，文献によっては上腕筋は二重神経支配として扱われる場合もあるので注意しましょう．

上腕の屈筋群３：烏口腕筋

上腕の屈筋群の最後は**烏口腕筋**です．

烏口腕筋の起始部は，名称からもわかるように**烏口突起**です．今日の講義で出てきた烏口突起に付着する筋は，これで３つ目ですね．起始が上腕二頭筋短頭と烏口腕筋，そして停止が小胸筋です．

みなさん，烏口腕筋を貫通する神経は何かご存知ですか？ 烏口腕筋を貫ぬく神経は**筋皮神経**です．円回内筋を正中神経が貫通することは有名ですが，烏口腕筋と筋皮神経のことはなぜか忘れられることが多い気がします．個人的には将来的に役に立つ知識だと思うので，しっかりと覚えておいてください．

二の腕なのに，上腕三頭筋

上腕の後面は一般的に二の腕と呼ばれますが，この部位を占めるのは**上腕三頭筋**です．上腕三頭筋は主に肘関節の伸展に働き，**外側頭・内側頭・長頭**によって構成されています．

p72，2章3-図5を見よ

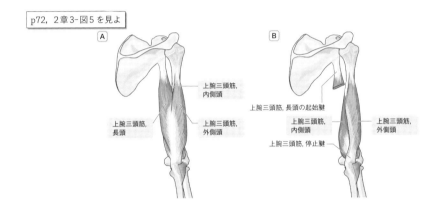

ですが上腕三頭筋の三頭がどういった形状かと聞かれると，ピンとこない人が多いのではないでしょうか．少しわかりにくい構造をしていますよね．

上腕三頭筋を後面から見たとき，内側にあるのが長頭で外側には外側頭が位置しています．そして長頭の深層にあるのが，内側頭です．あれ？ と思いませんか．なぜ，長頭の深層に内側頭があるのでしょうか．

上腕骨の後面には，**橈骨神経溝**という隆起部があります．橈骨神経溝に対して内側下方にあるのが内側頭で，外側上方にあるのが外側頭です．なので上腕後面から見た際に，表層の内側に長頭があるのは少しだけ違和感があるか

もしれません.

ちなみに上腕三頭筋以外にも，長頭・短頭という名称が付く筋は多々あります．ただ，長頭が大きく，短頭が小さいというわけではありませんよ．基本的に長頭は，短頭よりも複数の関節をまたぐことが多いです.

ということで上腕三頭筋長頭は，上腕伸筋群の中で唯一の**二関節筋**です．なので収縮した際には肘関節伸展に加え，**肩関節伸展**にも働きます.

前腕の屈筋・伸筋群の覚え方

では，前腕の筋群です．前腕の筋群が覚えられない，苦手だという学生さんは本当に多いです．ですがここは臨床的に重要かつ，国家試験出題率も高い領域です．しっかりとポイントを押さえていきましょう.

先ほど，肩甲帯の筋の説明の際に内旋・外旋の筋のルールについて説明しましたよね*．前腕の筋群にも，理解するための一定のルールがあります．いいですか.

前腕の筋群では屈筋群は内側上顆，伸筋群は外側上顆から起始するものが多いです.

p48，2章1-図4の下半分を見よ

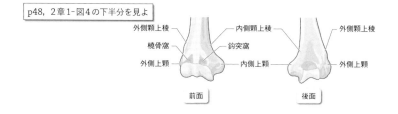

上腕骨遠位にある隆起部のうち，内側が**内側上顆**で外側が**外側上顆**です．基

---

*　本講p82参照

本的には上記の**屈曲・伸展の筋のルール**に当てはまるものが多いのですが，やはり一部の例外はあります．ですが，まずはルールにのっとって覚えたほうが早く理解できますよ．

例えば「短橈側手根伸筋の起始は？」と聞かれると「うわ〜」と思うかもしれませんが，「伸筋」という名称が付くので外側上顆ですよね．また，「尺側手根屈筋の起始は？」と聞かれても，「屈筋」という名称が付いていることを考えれば内側上顆となるわけです．ね，便利でしょ？

前腕・手部，そして下腿・足部の筋を覚えるのは，なかなか大変です．名称が長い筋が多く，何層にも重なっているためイメージがしにくいと思います．肩甲帯や上腕の筋と比べると，前腕では急に層が増えますよね．だから難しく感じてしまう．

層が多い構造物にも，覚えるコツはちゃんとあります．結論から言うと<u>屈筋側は層が多いのに対し，伸筋側では層が少ないです</u>．「結局，屈筋群では多いのかよ」と思うかもしれませんが，片側が少ないとわかっていたほうが頭の中で整理しやすくなります．

前腕の屈筋群の3層構造

p74，2章3-図6を見よ

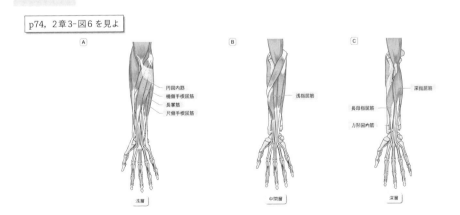

前腕の屈筋群の層は3層と記載する文献もあれば、4層として扱うものもあります。これは著者の見解にもよるところですが、個人的には**浅層・中間層・深層**の3層でいいと思っています。その理由は後で説明しますね。

では前腕屈筋群の3層構造を、浅層から順に説明します。浅層の筋は尺側から順番に**尺側手根屈筋，長掌筋，橈側手根屈筋，円回内筋**と並びます。もちろんいずれの筋も、内側上顆とその周囲から起始しています。

次の中間層は**浅指屈筋**のみでおしまい。

そして深層に位置するのは**深指屈筋，長母指屈筋，方形回内筋**の3つです。方形回内筋は深指屈筋や長指屈筋の腱の深層にあるため、この筋のみを第4層として扱う場合もあります。ですが今日は、3層の区分で説明させていただきました。

橈骨と尺骨の両方に付着する筋

前腕の筋のうち、橈骨と尺骨の両方に付着する筋は何でしょうか。まず思い浮かぶのは、回内・回外にかかわる筋ですよね。なので**方形回内筋，円回内筋**、そして**回外筋**がそれに該当します。あとはもう1つあるのですが、**浅指屈筋**と**深指屈筋**のどちらでしょうか？ 橈骨と尺骨の両方に付着するということは、体積としても大きい筋ですよね。

深層に位置する深指屈筋のほうが大きいような気がするかもしれませんが、正解は中間層の**浅指屈筋**。浅指屈筋は橈骨と尺骨の両方に付着しているのに対し、深指屈筋は尺骨にしか付着していません。ちなみに深層の橈骨には、長母指屈筋が付着しています。ここは間違えやすいポイントなので、よく図を見て確認してください。

実技で覚える前腕の屈筋群

では前腕の屈筋群の理解を，実技を通して深めましょう．

浅層の筋は尺側から順番に，**尺側手根屈筋，長掌筋，橈側手根屈筋，円回内筋**でしたよね．では前腕を回外し，自分の前腕の腹側を見てください．

前腕の屈筋側の筋を触っていきます

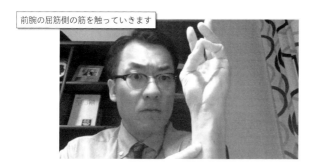

母指と小指を対立すると，手関節のど真ん中に太い腱が浮かびます．

手関節のど真ん中に見える腱 —— 長掌筋

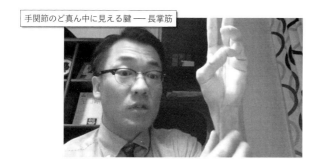

これが**長掌筋**です．みなさん，ちゃんとありましたか？ 実は長掌筋は約14%の方で欠損するので，ない人もいるはずです．本当に手関節のど真ん中にありますからね．そして長掌筋のすぐ橈側，1cmも離れていないところに太い腱があります．これが**橈側手根屈筋**です．

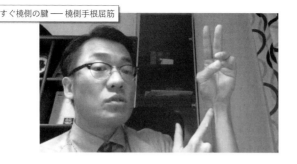

すぐ橈側の腱 ── 橈側手根屈筋

今度は長掌筋から1.5〜2cmくらい尺側を触ると，また太い腱が見つかります．これが**尺側手根屈筋**です．

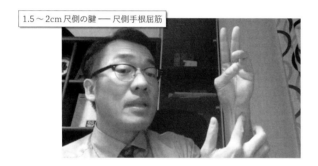

1.5〜2cm尺側の腱 ── 尺側手根屈筋

以上，長掌筋・橈側手根屈筋・尺側手根屈筋の3つを確認しました．今度は母指と小指を対立させたまま，目いっぱい力を込めて手関節を掌屈させましょう．そうすると長掌筋の腱が，強く浮き上がります．長掌筋がない方は，お知り合いの前腕で確認してくださいね．

長掌筋を強く収縮させて走行を確認すると，手関節では中央に位置していますが内側上顆から斜めに走行していることがわかります．屈筋群は内側上顆から起始する点も，この実技を通じて覚えてください．

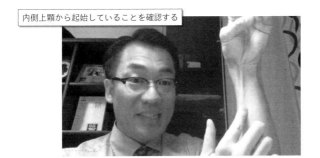
内側上顆から起始していることを確認する

次は反対側の指をピースにして，長掌筋の腱を挟んでください．つまり示指は橈側手根屈筋と長掌筋，中指は長掌筋と尺側手根屈筋の間にある状態です．そのまま4指を動かすと，シュクシュクっと腱が収縮する感触があると思います．今，収縮したのが浅指屈筋．つまり浅層の筋の隙間から，中間層の筋の収縮を確認したわけです．

例外の筋，腕橈骨筋

屈曲・伸展の筋のルール*でもご説明した通り，内側上顆から屈筋群，外側上顆からは伸筋群が起始していることが多いです．ですが，その中でも例外に相当する筋が腕橈骨筋です．腕橈骨筋は外側上顆のすぐ上方の**外側顆上稜**から起こる筋ですが，肘関節に対する作用は屈曲です．伸筋ではない点に，注意しなければいけません．

また腕橈骨筋の作用は肘関節の屈曲に加え，**「前腕の回内・回外」**と記載されることが多いです．腕橈骨筋以外に，回外・回内の両方に働く筋はありません．では，これはどういった意味なのでしょうか．

---

*　本講p103参照

厳密に言えば腕橈骨筋は，前腕を回内・回外中間位に戻す筋です．もし回内位から中間位に戻せば，この動きは回外ですよね．

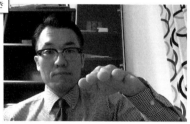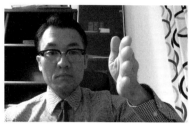

また同様に，回外位から中間位に戻せば，前腕は回内します．

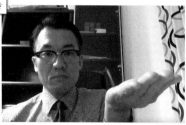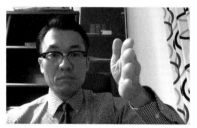

腕橈骨筋は，前腕回内・回外の中間位から回内・回外を行う筋ではありません．あくまで中間位に戻す筋と覚えましょう．

振り返り

では今日の講義を振り返りましょう．

今日の前半は，体幹と上肢を結ぶ筋について講義しました．胸部の筋と背部浅層の筋，特徴も踏まえて整理しましょう．

肩甲帯の筋は起始停止や作用について，時間をかけて説明しました．特に神

経については似た名称が多かったですよね．長胸神経・胸背神経・肩甲背神経や肩甲上神経・肩甲下神経など．国家試験にもよく出題されるので，覚えておきましょう．

あと肩甲帯の筋や前腕の筋では，作用を覚えるためのルールがありました．数種あった例外も踏まえ，押さえてくださいね．

今日の後半では一部の実技も行いましたが，骨格筋の学習は自分の身体を用いることがポイントです．外出自粛の中で，みなさんも運動不足になっていませんか？ ぜひ，自分の身体を使って今日の講義の復習を行い，臨床現場で活かせる知識にしていきましょう．

＜第3講 終了＞

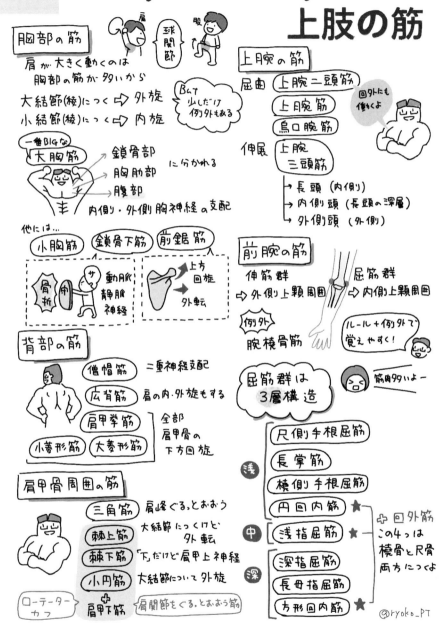

今日のまとめ **Stay's Anatomy**

上肢の筋

胸部の筋

肩が大きく動くのは
胸部の筋が多いから

大結節(稜)につく ⇨ 外旋
小結節(稜)につく ⇨ 内旋

球関節　股

BUT
少しだけ
イガイ外もある

上腕の筋

屈曲　(上腕二頭筋)
　　　(上腕筋)
　　　(烏口腕筋)

回外にも
働くよ

伸展　上腕
　　　三頭筋

→ 長頭 (内側)
→ 内側頭 (長頭の深層)
→ 外側頭 (外側)

一番BIGな
(大胸筋)
　→ 鎖骨部
　→ 胸肋部　に分かれる
　→ 腹部

内側・外側胸神経の支配

他には...
(小胸筋)　(鎖骨下筋)　(前鋸筋)

骨折　サ中　動脈
　　　　　　静脈
　　　　　　神経

上方回旋
外転

前腕の筋

伸筋群　　　　　屈筋群
⇨ 外側上顆周囲　⇨ 内側上顆周囲

例外
腕橈骨筋

ルール+例外で
覚えやすく!

背部の筋

(僧帽筋)　二重神経支配
(広背筋)　肩の内・外旋もする
(肩甲挙筋)
(小菱形筋)　(大菱形筋)
全部
肩甲骨の
下方回旋

屈筋群は
3層構造

筋肉多いよー

(尺側手根屈筋)
(長掌筋)
(橈側手根屈筋)
(円回内筋) ★

浅

肩甲骨周囲の筋

(三角筋)　肩峰ぐるっとおおう
(棘上筋)　大結節につくけど
　　　　　外転
(棘下筋)　「下」だけど肩甲上神経
(小円筋)　大結節について外旋

中　(浅指屈筋) ★

深　(深指屈筋)
　　(長母指屈筋)
　　(方形回内筋) ★

＋回外筋
この4つは
橈骨と尺骨
両方につくよ

ローテーター
カフ　　　＋
(肩甲下筋)

肩関節をぐるっとおおう筋

@ryoko_PT

第4講

下肢の骨・関節

"下肢の骨は上肢と比べ，体重の支持や歩行，バランス保持などを行うために特化した構造となっています．そういった点にも着目し，勉強していきましょう．"

今回は下肢の骨について，講義したいと思います．下肢の骨格は**下肢帯，大腿，下腿，足**に区分されます．下肢帯は**骨盤帯**と記載されることもありますが，意味としては同一です．ではまず，その下肢帯の構造から説明しますね．

骨盤を形成する骨は？

下肢帯を形成する骨は**寛骨**と呼ばれ，**腸骨・坐骨・恥骨**によって形成されています．

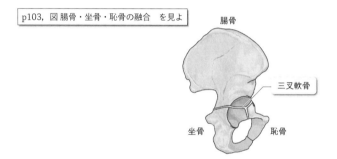

p103，図 腸骨・坐骨・恥骨の融合　を見よ

腸骨

三叉軟骨

坐骨　　　恥骨

また，左右の寛骨と**仙骨・尾骨**を合わせたものが**骨盤**です．この寛骨の部位名，非常にいい名称だとわたしは思っています．

坐骨はちょうど座ったときに体重がかかる部位，**坐骨結節**が下方に位置しているので坐骨と呼ばれています．**恥骨**は陰部のすぐ後方にあるから恥骨．そして**腸骨**はちょうど，消化器系を下支えするような形状になっています．この3つの骨は小児期までは**三叉軟骨**によって結合していますが，15〜17歳になると骨化しはじめます．結果として癒合したものが寛骨となるわけです．

覚えておくと便利な穴，閉鎖孔

坐骨と恥骨が結合することによってできる大きな穴が，**閉鎖孔**です．この名称はすごく便利なので，ぜひ覚えてください．

突然ですが問題です.

「閉鎖孔を覆う膜の名称は何でしょうか？」

答えは**閉鎖膜**です. では,

「閉鎖膜の開口部は何でしょうか？」

答えは**閉鎖管**. ちなみに閉鎖管を通過する神経は**閉鎖神経**, 脈管は**閉鎖動静脈**となります. おまけに閉鎖膜の内側面に付着する筋は**内閉鎖筋**, 外側面に付着する筋は**外閉鎖筋**です.

もうお気づきだと思いますが, 閉鎖孔にかかわる部位名はすべて「閉鎖～」という名称となります. ね, 閉鎖孔という名称を覚えると, 構造を理解するうえで便利だと思いませんか？

腸骨の4つの棘

腸骨には4箇所の棘状の突出部があります. ここは実技も踏まえて覚えていきましょう. 覚える部位名は**上前腸骨棘**と**下前腸骨棘**, **上後腸骨棘**と**下後腸骨棘**です.

p100，3章1-図2AB を見よ

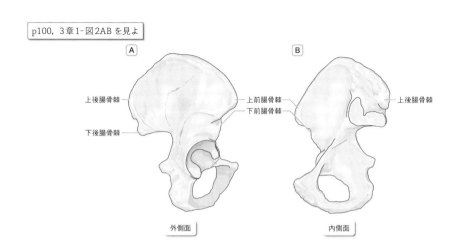

「名前が長くて覚えられない！」と言う人もいるかもしれませんが，覚え方は至ってシンプル．腸骨の棘状の突出部が前方に上下，後方に上下の合計4カ所あると覚えてください．

では実際に上前腸骨棘を触ってみましょう．画像を見ながら真似をしてくださいね．

まずはウエストのところに手を当ててください．ここで触れる骨が**腸骨稜**です．

腸骨稜

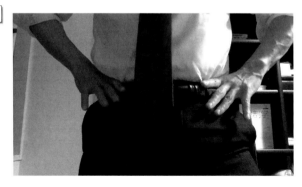

腸骨稜をたどりながら前方に来ると，**上前腸骨棘**に触れることができます．
この部位は**大腿筋膜張筋**と**縫工筋**の起始部となっています．

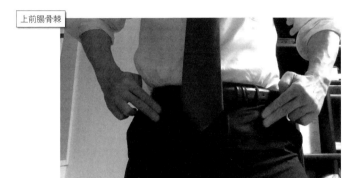

上前腸骨棘

次はこの2つの筋が，どういったカタチで起こるかを説明したいと思います．

ではみなさん，片方の手でピースをしてください．その手を逆さまにして，
上前腸骨棘の前に置く．示指（内側）の位置にある筋が縫工筋，中指（外側）
にある筋が大腿筋膜張筋です．また，ピースの真ん中から起こる筋もありま
す．それが**大腿直筋**です．大腿直筋は下前腸骨棘から起始する筋ですが，み
なさん，下前腸骨棘は触れますか？

下前腸骨棘は全体を大腿直筋が覆うように付着しているので，上前腸骨棘の
ように触れることはできません．もちろん，骨標本では触れますけどね．

また腸骨の後面では**上後腸骨棘**，下後腸骨棘も触察することができます．

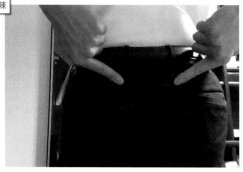

上後腸骨棘

上前腸骨棘ほど明瞭な棘状ではありませんが，しっかりと触れるので画像を参考に触っておきましょう．

なかなかわかりにくい梨状筋上孔と梨状筋下孔

みなさん，**梨状筋上孔**と**梨状筋下孔**はちゃんと説明できますか？きっと説明できない学生さんの方が多いかもしれません．この2つの孔は，以下の構造物の通路となっています．

・梨状筋上孔：上殿神経，上殿動静脈
・梨状筋下孔：下殿神経，下殿動静脈，坐骨神経，陰部神経，内陰部動静脈，
　　　　　　　後大腿皮神経，内閉鎖筋と大腿方形筋への枝

この2つの孔を説明するためには，先立って坐骨の部位名を覚えておかなければいけません．では順番に説明しますね．

坐骨の後方部に，大きな切れ込み状の部分があります．ちょうど下後腸骨棘から続く部分ですね．「坐骨の大きな切れ込み」ですので，ここには**大坐骨切痕**という名称がついています．またすぐ下方に目を向けると，大坐骨切痕ほどではありませんが，小さな切れ込み状の部分があります．ここは**小坐骨切痕**と呼ばれています．小坐骨切痕から下方は**坐骨結節**へと続いています．

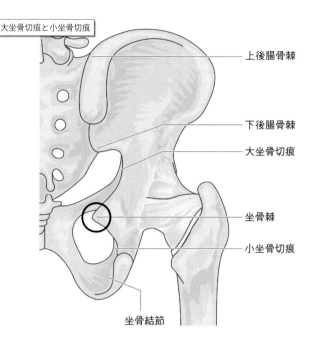

大坐骨切痕と小坐骨切痕

上後腸骨棘

下後腸骨棘

大坐骨切痕

坐骨棘

小坐骨切痕

坐骨結節

次に目を向けてほしいのは，大坐骨切痕と小坐骨切痕の中間部．骨がピュッと突き出た構造になっています．そのため，**坐骨棘**という名称が付けられています．

今度は2本の靱帯を覚えましょう．**仙棘靱帯**と**仙結節靱帯**です．いかにも覚えにくそうな名称？ そんなことないですよ．

<u>仙骨と坐骨棘を結ぶから仙棘靱帯，仙骨と坐骨結節を結ぶから仙結節靱帯です</u>．部位名さえ覚えれば，簡単ですよね．

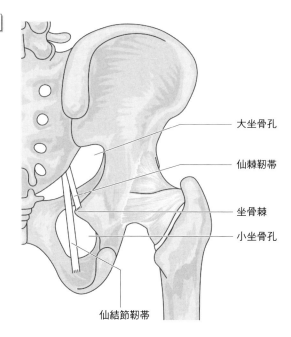

大坐骨孔

仙棘靭帯

坐骨棘

小坐骨孔

仙結節靭帯

さぁ，ここで骨盤後面を改めて見てみると，坐骨の領域に大きな孔と小さな孔ができました．大坐骨切痕と仙棘靭帯による大きな孔と，小坐骨切痕と仙棘靭帯・仙結節靭帯による小さな孔です．前者は**大坐骨孔**，後者は**小坐骨孔**と呼ばれています．

ここまで来れば，覚えるものはあとわずか．この大坐骨孔を2等分するように通過する筋があります．その筋が深層外旋六筋としても有名な**梨状筋**です．ということで大坐骨孔のうち，梨状筋よりも上の隙間が梨状筋上孔，下の隙間が梨状筋下穴となるわけです．

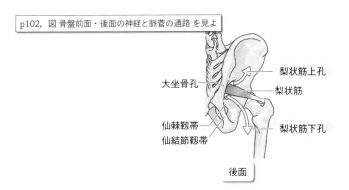

p102，図 骨盤前面・後面の神経と脈菅の通路 を見よ

梨状筋上孔

大坐骨孔

梨状筋

仙棘靭帯
仙結節靭帯

梨状筋下孔

後面

フゥ，少し長かったですね．でもこの部位は臨床上でも重要なので，頑張って覚えてほしいです．

股関節は何関節？

股関節は**寛骨臼**と大腿骨頭によって形成される関節です．では股関節は分類上，何関節に該当するでしょうか．

球関節？ もちろんそれでも間違いではありませんが，正確には**臼状関節**です．

球関節のうち，関節窩と骨頭が特に深く適合しているものを臼状関節と呼びます．一方，肩関節は浅い関節窩と上腕骨頭によって形成されるため，臼状関節とは呼ばれません．あくまで肩関節は球関節です．また肩関節は臼状関節ではないからこそ股関節よりも大きな可動域をもつ反面，股関節よりも脱臼しやすいという特性をもっています．

大腿骨の頭・頸・体

大腿骨は人体最大・最長の長骨で，その長さは実に身長の1/4にも及びます．また長骨の部位名は原則的に，近位から順に頭・頸・体という名称が付くことが多いです．わたしたちの人体と同じですよね．大腿骨もこのルールにのっ

とり，近位から**大腿骨頭・大腿骨頸・大腿骨体**に区分されます．

p105，3章1-図4AB を見よ

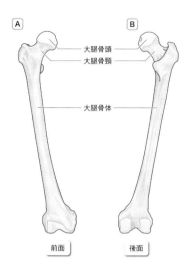

大腿骨頭
大腿骨頸

大腿骨体

前面　　　後面

大転子と小転子

大腿骨頸と大腿骨体の中間部には，内側と外側に隆起部があります．内側が**小転子**で外側が**大転子**．いずれも重要な筋の付着部なので，有名ですよね．

特に大転子については，実技の講義で触察したこともあるのではないでしょうか．この部位には**中殿筋，小殿筋，梨状筋**が停止し，**外側広筋**が起始しています．中殿筋と小殿筋が停止することは有名ですが，その他の筋も忘れないようにしてくださいね．

次は小転子なのですが，その位置には要注意．小転子は大腿骨後面にある構造物です．なんとなく，大腿の内側中央にあるような気がしませんか？ ぜひ，養成校の骨標本でも確認してみてくださいね．小転子に停止する筋は**腸腰筋**です．腸腰筋は股関節の主要な屈筋群で，**大腰筋**と**腸骨筋**の総称です*．

＊　この点については，5講p132でまた説明したいと思います．

粗線内側・外側唇ってどこにあるの？

みなさん，**粗線の内側唇と外側唇**はもちろん知っていますよね？ かの有名な大腿四頭筋 内側頭・外側頭の起始部です．大腿四頭筋は膝関節の主要な伸筋です．ということは粗線内側・外側唇は，大腿骨前面にあるのでしょうか？ 答えはNo．いずれも大腿骨後面の構造物です．つまり，内側・外側広筋は大腿骨の後面からも起始する筋だということです．

みなさん，大腿に付着する筋は前面が伸筋群で後面が屈筋群だと思っていませんか？ 実際には大腿骨の後面からも伸筋群は起始するので，しっかりと覚えておいてください．

大腿の断面

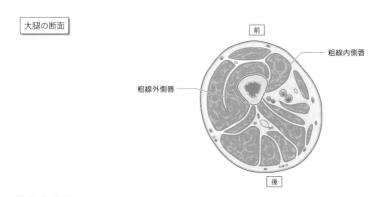

前

粗線内側唇

粗線外側唇

後

大腿骨の「顆」を整理しよう

解剖学では隆起した部位に「結節」や「棘」，「果」という字を付けることが多い*のですが，大腿骨の遠位部には「**顆**」が用いられています．なので大腿骨遠位の隆起部のうち，内側が**内側上顆**で外側は**外側上顆**となります．よくこの部位名を**内側顆・外側顆**と覚えている人がいますが，それは違います．内側顆と外側顆は膝関節を形成する関節面の隆起部ですから，ご注意ください．

---

* 1講 p21 参照

p105，3章1- 図4AB の下半分を見よ

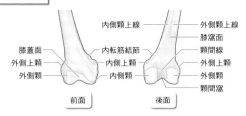

人体最大の種子骨といえば？

下肢の骨のうち，「人体最大の種子骨」というフレーズで有名なのは，もちろん**膝蓋骨**ですよね．養成校の講義でも何度か聞いた記憶があると思います．種子骨というのは腱の中に形成される骨のことで，膝蓋骨は大腿四頭筋の腱の中にあります．また，膝蓋骨は円錐形を逆さまにしたような形状をしています．なので上部は底面に相当するので**膝蓋骨底**，下部は尖った頂点に相当するので**膝蓋骨尖**と呼ばれています．

p107，3章1- 図5 を見よ

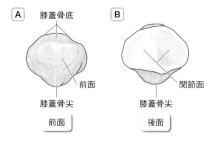

膝関節の特徴

膝関節は大腿骨・脛骨・膝蓋骨によって形成されています．腓骨はかかわっていませんから，気を付けてくださいね．また膝関節は**大腿脛骨関節**と**膝蓋大腿関節**に区分されます．この2つのうち，大腿脛骨関節について考えてみましょう．

基本的に滑膜性の関節は，凸状の関節頭と凹状の関節窩から形成されています．ちょうど凹凸がかみ合った形状ですよね．では，大腿脛骨関節はどうなっているでしょうか？　大腿骨の内側顆・外側顆は丸い形状なのに対し，脛骨の上関節面は平坦になっています．つまり，関節の骨の適合性は低いということです．そのため，膝関節は多くの軟部組織によって支持されています．ということで，次は靭帯について説明します．

膝の正中矢状断面

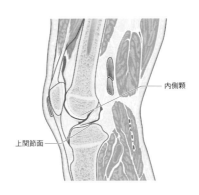

内側顆

上関節面

そもそも，靭帯とは何なのか

下肢の各関節は，数多くの**靭帯**によって補強されています．そもそも，靭帯とは何なのでしょうか．靭帯というとアキレス腱のような構造物をイメージする方も多いかと思いますが，実際には異なります．膝関節の靭帯を例に，靭帯の構造を説明したいと思います．

そもそも靭帯とは腱のような構造物ではなく，その大半は関節包の線維膜の肥厚部です．一部は関節包から分かれて独立するものもありますが，基本的に少数です．ちなみに膝関節の靭帯は関節包の内外で，**関節包内靭帯**と**関節包外靭帯**に区分されます．ではまず，代表的な膝の靭帯を整理してみましょう．

・関節包外靱帯：膝蓋靱帯，内側側副靱帯，外側側副靱帯，斜膝窩靱帯，弓状膝窩靱帯

・関節包内靱帯：前十字靱帯，後十字靱帯

関節包外靱帯は靱帯の定義通り，その大半が関節包の線維膜の肥厚部です．ただ外側側副靱帯は例外的に独立しているので，覚えておいてください．また，**斜膝窩靱帯**には**半膜様筋**，**弓状膝窩靱帯**は**膝窩筋**が付着しています．関節包に筋が付着するのは肩だけではありませんよ．

関節包内靱帯は，**前十字靱帯**と**後十字靱帯**の2種類です．この2つは線維膜の肥厚部ではなく，独立した靱帯です．前十字靱帯は大腿骨の後方転移や膝関節の過伸展，後十字靱帯は大腿骨の前方転移や膝関節の過屈曲を防ぐ役割を持っています．これらの機能は整形外科的にも重要ですよね．

膝関節の機能とサイコロ

先ほども説明した通り，膝関節の関節面は大腿骨側は丸く，脛骨側では平坦な形状をしています．なので膝関節が完全伸展位から屈曲する際に，初期には**転がり運動**，最終域では**すべり運動**が起こります．最初は転がり，最後は滑り．なので「サイコロ」と覚えていただけると，忘れにくいのではないかなと思います．

また膝関節は完全伸展の際に外旋，そこから屈曲した際に内旋が起こります．この運動は**終末強制回旋運動**（screw-home movement）と呼ばれています．本当にわずかな動きなので，ぜひ手で感じ取ってくださいね．

「くるぶし」って漢字で書けますか？

足の外くるぶしは腓骨の**外果**，内くるぶしは脛骨の**内果**に相当します．ちなみにみなさん，漢字で「くるぶし」って書けますか？「踝」という字が正解

です．踝の字から足へんを取ったものが，外果・内果の「果」の字に相当します．くるぶしとフルーツが関係あるわけではないですよ．

足根管とは

踵骨・距骨と足の内果，屈筋支帯の間の領域は**足根管**と呼ばれ，ちょうどトンネルのような構造になっています．

p155，図 足根管 を見よ

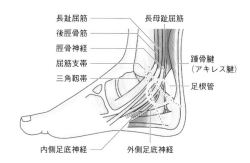

長趾屈筋
長母趾屈筋
後脛骨筋
脛骨神経
屈筋支帯
三角靭帯
踵骨腱
（アキレス腱）
足根管
内側足底神経
外側足底神経

このトンネルを通過する構造物は以下の通りです．

・筋：後脛骨筋，長趾屈筋，長母趾屈筋
・神経：脛骨神経
・脈管：後脛骨動静脈

今日は神経と脈管だけ説明しますね＊．この両者の名称，気を付けて覚えてください．脛骨神経と「後」脛骨動静脈．脛骨神経は坐骨神経から総腓骨神経とともに分岐した枝であるのに対し，後脛骨動静脈は膝窩動静脈から前脛骨動静脈とともに分かれた枝です．「前」があるから「後」という名称なんだと覚えてください．

＊　足根管を通過する筋については第5講で説明します．

足根骨の配置の覚え方

では足部の短骨，**足根骨**について講義します．ちなみに手の短骨は手根骨でしたよね．この両者を比較しながら，覚えていきましょう．

まずは数．手根骨は8個なのに対し，足根骨は7個です．以上を踏まえ，それぞれの配置をみてみましょう．手根骨は近位と遠位，**4：4**の配列でした．それに対して足根骨は**2：5**です．また注意していただきたいのは足根骨の近位2つ．**踵骨**と**距骨**が該当するのですが，この2つは上下2階建ての関係になっています．

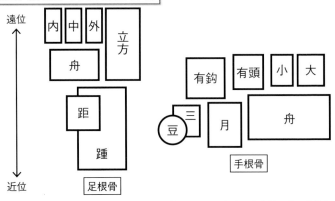

足根骨の配置の覚え方（図では5：2のように見えている）

内：内側楔状骨，中：中間楔状骨，外：外側楔状骨，立方：立方骨，舟：舟状骨，
距：距骨，踵：踵骨，手根骨の正式名称については p72 参照

足根骨は近位が2階建て，遠位は5つは1階建ての平屋のように配置されています．さてここで問題です．手根骨と足根骨のなかで唯一，同じ名称の骨は何でしょうか？ 答えは**舟状骨**．字もまったく同じです．ちなみに手と足の舟状骨には，ある共通点があります．それはすぐ遠位に3つの骨が並ぶという点です．手根骨では**大菱形骨・小菱形骨・有頭骨**，足根骨では**内側楔状骨・中間楔状骨・外側楔状骨**が前方に並んでいます．臨床でも国家試験でも，この配置の理解は非常に重要です．

舟状骨がかかわるのはリスフラン関節？ ショパール関節？

次は**リスフラン関節**と**ショパール関節**について，話をしましょう．リスフラン関節は**足根中足関節**，ショパール関節は**横足根関節**とも呼ばれています．この2つの関節は少し特殊．<u>足部の切断を行う際の指標として扱われる関節</u><u>なのです</u>．足根骨の配列を踏まえ，この2つの関節の位置を確認しましょう．それぞれの関節の構成には，以下の骨が関与しています．

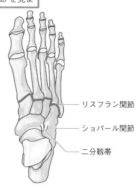

p127，図 リスフラン関節とショパール関節 を見よ

—— リスフラン関節

—— ショパール関節

—— 二分靱帯

・リスフラン関節：各中足骨の底，内側・中間・外側楔状骨，**立方骨**
・ショパール関節：舟状骨，**立方骨**，距骨，踵骨

もうお気づきだと思いますが，立方骨のみが2つの関節の構成に関与しています．ちなみに舟状骨が構成にかかわるのは，ショパール関節のみです．この2つの関節について，国家試験では以下のように出題されます．

「問1. リスフラン関節の構成にかかわるのは舟状骨である．○か×か」
「問2. ショパール関節の構成にかかわるのは立方骨である．○か×か」

もちろん問1は×で，問2は○ですが，学生のみなさんの話を聞くと立方骨と舟状骨の位置関係で迷ってしまう人が多いようです．すぐ遠位に3つの骨

が並ぶのが，舟状骨の特徴でしたよね．なので舟状骨は，ショパール関節よりも遠位にあるリスフラン関節の構成にかかわることはできません．しっかりとポイントを整理して押さえておきましょう．

振り返り

はい．ということで下肢の骨の要点を一通り説明しました．それでは今回の講義を振り返ってみましょう．

寛骨を構成する骨は何でしたでしょうか．それぞれ，名称と特徴の関係性がありましたよね．

腸骨の4つの棘も重要でした．下肢の主要な筋の起始部にもなっているので，養成校に登校した際に骨標本でも確認してみてください．

坐骨の周辺には閉鎖孔，大・小坐骨孔，梨状筋上・下孔などの穴がありましたよね．構成が少し難しいものもありますが，必ず覚えてくださいね．

股関節や膝関節の特徴の話もしました．臨床を行ううえでも，形態と機能の正しい理解は重要です．

足根骨の配置も大切なポイントでした．手根骨と比較し，説明できるようになりましょう．

それではみなさん，今月もお疲れ様でした．

<第4講 終了>

下肢の骨・関節

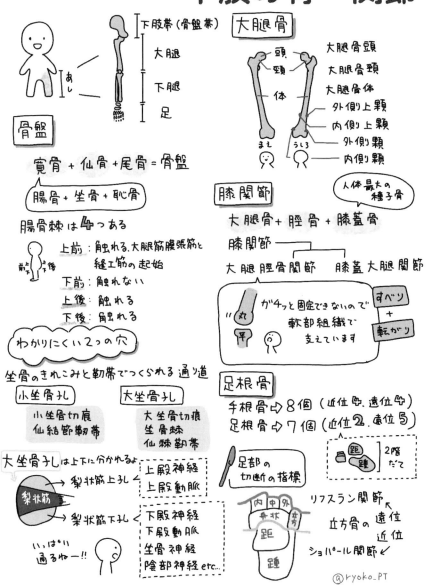

下肢帯 (骨盤帯)
大腿
下腿
足
あし

骨盤

寛骨 + 仙骨 + 尾骨 = 骨盤

腸骨 + 坐骨 + 恥骨

腸骨棘は **4**つある

前上 前下 後上 後下

上前：触れる. 大腿筋膜張筋と
　　　縫工筋の起始
下前：触れない
上後：触れる
下後：触れる

わかりにくい2つの穴

坐骨のきれこみと靭帯でつくられる通道

小坐骨孔	大坐骨孔
小坐骨切痕 仙結節靭帯	大坐骨切痕 坐骨棘 仙棘靭帯

大坐骨孔 は上下に分かれるよ
梨状筋
→ 梨状筋上孔 ─ 上殿神経 上殿動脈
→ 梨状筋下孔 ─ 下殿神経 下殿動脈 坐骨神経 陰部神経 etc...

いっぱい 通るねー!!

大腿骨

頭
頸
体

大腿骨頭
大腿骨頸
大腿骨体
外側上顆
内側上顆
外側顆
内側顆

まえ うしろ

膝関節

人体最大の種子骨

大腿骨 + 脛骨 + 膝蓋骨

膝関節
大腿脛骨関節　膝蓋大腿関節

"丸" "平"
が4つと固定できないので
軟部組織で支えています

すべり + 転がり

足根骨

手根骨 ⇨ 8個 (近位4. 遠位4)
足根骨 ⇨ 7個 (近位2. 遠位5)

距 踵 2階だて

足部の切断の指標

内 中 外
舟状
距
踵

リスフラン関節
立方骨の 遠位 近位
ショパール関節

@ryoko_PT

下肢の筋

"歩行をはじめとする各動作を理解する
基礎を覚えるためのポイントだけではな
く，臨床的な話もしていきます"

今月のStay's Anatomyは下肢の筋です．歩行をはじめとする各動作を理解するうえでも，非常に重要な回です．基礎を覚えるためのポイントだけではなく，臨床的な話もしていきますのでよろしくお願いします．

体幹と四肢を結ぶ筋

股関節にかかわる筋について説明するまえに，股関節について復習しましょう．

股関節はもちろん球関節，正確には臼状関節でした＊．ちなみに上肢を代表する球関節といえば，肩関節ですよね．なので股関節を肩関節と比較しながら，周囲の筋について考えてみたいと思います．

股関節と肩関節を比較すると，当然ながら可動域が大きいのは肩関節です．ではなぜ，肩関節のほうが可動域が大きいのでしょうか．もちろん関節の形態の違いも関与していますが，それだけではありません．運動には関節の形態のみならず，骨格筋がかかわっています＊＊．上肢と体幹を結ぶ筋は数多くの存在しますが下肢と体幹を結ぶ筋は**大腰筋**くらいしかありません．この差が上肢と下肢の運動の範囲に，大きな影響を与えています．

腸腰筋

腸骨筋と大腰筋を総称したものを，**腸腰筋**と呼びます．ではまず**大腰筋**から説明します．

大腰筋は第12胸椎から第5腰椎の椎体，椎間円板，全腰椎の肋骨突起から起こった後に，大腿骨の小転子に向かう筋です．なんといっても大腰筋の特徴は，主に腰椎から起始している点．腰椎前弯の程度に個人差があることは，

＊　　1講p26，4講p119参照
＊＊　3講p80参照

みなさんもご存知かと思います．ということは，大腰筋は起始の形態に個人
差があるというわけです．この特徴は大腰筋の機能を考えるうえで，重要な
ポイントとなります．

大腰筋の外側にある**腸骨筋**は，腸骨稜・腸骨窩・仙骨翼・前仙腸靭帯から起
始した後に小転子に停止しています．

また大腰筋の内側には**小腰筋**という筋がありますが，この筋は日本人の約60%
で欠損することが知られています．そのため，小腰筋が腸腰筋に加えられる
ことはありません．

筋膜とは何か

みなさん，筋膜とは何か説明できますか？筋膜はこの10年ほどで，臨床で
も重要視されるようになりました．ですが筋膜の構造についてちゃんと説明
できる学生さんはほぼ，いないはずです．その理由も踏まえ，説明したいと
思います．

筋膜は身体各部で筋群を包む構造物で，以下の役割をもっています．

・骨格筋の保護
・骨格筋の形状と位置の保持
・筋収縮の際の筋同士の摩擦の軽減

「骨格筋の表面を覆う密性結合組織の膜が筋膜である」．もちろん，この解釈
は間違いではありません．ですが実は日本の解剖学書と英米の解剖学書では，
筋膜の区分がそれぞれ異なっています．

英米の解剖学書では骨格筋を包む膜を**深筋膜**，そしてその表面を覆う皮下組
織を**浅筋膜**としています．皮下組織とは，主に脂肪組織によって構成されて

いる層です．つまり浅筋膜とは，脂肪を主体とした層ということになります．「脂肪が筋膜？」と考えると，違和感を覚えるかもしれません．ですが今ここでわたしの表皮と真皮をすべて剥げば，全身を脂肪が覆っているわけです．浅筋膜と深筋膜という解釈，よろしかったでしょうか．

では日本式と英米式，どちらの解釈で覚えればよいでしょうか？ 難しい点ではありますが卒前教育では日本式で学ぶのに対し，卒後の現場では英米式の解釈が求められることが多いようです．ですので養成校の講義では学ばなかったとしても，浅筋膜と深筋膜の区分は是非とも覚えてください．

コンパートメント（筋区画）について

次は筋膜の構造を踏まえ，コンパートメント（筋区画）について学習しましょう．コンパートメント症候群とか，名前は聞いたことありますよね．

本題に入る前に，筋間中隔について説明したいと思います．先ほども説明した通り，深筋膜は筋の表面をグルッと取り囲んでいます．また深筋膜の一部は屈筋群と伸筋群の間に入り込み，「しきり」のような構造になっています．この「しきり」に相当する部分は筋間中隔と呼ばれ，骨膜にも連続しています．「筋」と「中を隔てる」と書いて筋間中隔．まさにその名称通りの構造物ですよね．また，筋間中隔は筋同士のしきりだけではなく，筋の起始部としての役割ももっています．

この筋間中隔により，身体各部は2〜3個のエリアに分けられています．このエリアに相当するものがコンパートメント（筋区画）です．例えば上腕は2つ，大腿は3つのコンパートメントに区分されています．

また，原則としてコンパートメントに含まれる筋は，同一の神経によって支配されています．この原則を理解しておくと，筋の神経支配や作用を覚えるうえで非常に便利です．ではコンパートメントと神経支配について，実例を

踏まえて説明したいと思います.

大腿と下腿のコンパートメントを覚えよう

大腿と下腿のコンパートメントは，それぞれ以下の3つずつに区分されます.

・大腿：前部コンパートメント，後部コンパートメント，内側コンパートメント
・下腿：前部コンパートメント，後部コンパートメント，外側コンパートメント

大事なので，少し簡略にもう1回言いますね.

・大腿：前部，後部，**内側**
・下腿：前部，後部，**外側**

大腿には内側コンパートメントがあるのに対し，下腿では外側コンパートメントになっている点にご注意ください. ここまで覚えてしまえば，下肢の神経支配は暗記できたも同然です. だって原則的に，コンパートメント内の神経支配は同一ですから. また下腿の後部コンパートメントは，書籍によって**浅層**と**深層**に区分される場合があります. 神経支配はいずれも**脛骨神経**ですが筋の作用が異なるので，区分して覚えた方が効率的だとわたしは考えています.

大腿のコンパートメントを掘り下げる

では大腿のコンパートメントを掘り下げましょう.

まず，前部コンパートメントです. この領域に含まれる筋群は，基本的には膝関節の伸筋群・股関節の屈筋です. また分布する神経は**大腿神経**となっています.

後部コンパートメントは，ハムストリングスに代表される**膝関節の屈筋群・股関節の伸筋**が主体です．そして神経は**脛骨神経**．ここまでいいですか？

そして内側コンパートメントは，**股関節の内転筋群・股関節の屈筋もしくは伸筋群**です．内転筋群は主に**閉鎖神経**によって支配されています．両股関節を内転すると，脚^{あし}がパタンと閉じますよね．なので「内転筋群は脚，閉鎖」と覚えてくださいね．

「脚を閉鎖」というのはあくまで覚え方であって，正式な語源ではありませんからね．閉鎖神経は，股関節の**閉鎖孔**という穴を通過する神経です＊．覚え方として，参考にしてください．

以上を踏まえ，大腿のコンパートメントの筋の作用と神経支配をまとめておきましょう．ちなみに一部，例外となるものもありますので順序立てて説明したいと思います．

	筋の作用	支配神経
前部コンパートメント	膝関節の伸展・股関節の屈曲	大腿神経
後部コンパートメント	膝関節の屈曲・股関節の伸展	脛骨神経
内側コンパートメント	股関節の内転・股関節の屈曲もしくは伸展	閉鎖神経

大腿の前部コンパートメントの例外

では，大腿の前部コンパートメントの筋の例外について，説明したいと思います．

まず最初は，**縫工筋**です．

基本的に前部コンパートメントの筋は膝関節の伸筋ですが，<u>縫工筋だけが膝</u>

＊　4講p112参照

関節の屈曲に働きます．縫工筋は上前腸骨棘から起始した後に，大きくＳ字状に走行して脛骨粗面の内側に停止する二関節筋です．そのため膝関節の屈曲に加え，股関節の屈曲・外転・外旋の作用も有しています．

次は**恥骨筋**です．恥骨筋というくらいですから，恥骨から起始している筋ですよ．恥骨筋は**二重神経支配**の筋として国家試験によく出題されます．この筋は大腿神経に加え，閉鎖神経の枝が分布しています．なので作用は股関節の屈曲のみではなく，股関節の内転が加わると覚えてください．ちなみに下肢の筋のうち，覚えなくてはいけない二重神経支配の筋は**恥骨筋**と**大内転筋**です．大内転筋については，もう少し後で説明しますね．

ガチョウの足ってどんなカタチ？

縫工筋の停止部は**薄筋**，**半腱様筋**とともに鵞足<ruby>鵞足<rt>がそく</rt></ruby>を形成しています．

「鵞鳥の足」<ruby>鵞<rt>が</rt></ruby><ruby>鳥<rt>ちょう</rt></ruby>と書いて鵞足．ではこの鵞足，どういった形状をしているのでしょうか．「ガチョウの足のように３本が並んでいる」とわたしも学生時代に習った記憶がありますが，実際には縫工筋の深層に薄筋と半腱様筋が入り込むような構造になっています．

また臨床に関する書籍を読むと，**深鵞足**という用語を目にすることがあります．ですが深鵞足は解剖学用語として登録されていないため，解剖学の講義で習った記憶はないはずです．従来の鵞足を**浅鵞足**としたうえで，**半膜様筋**を深鵞足と呼ぶ場合があるので覚えておいてください．

大腿四頭筋について

大腿の前部コンパートメントの大半を占めるのが，**大腿四頭筋**です．大腿四頭筋を構成するのは，**大腿直筋・外側広筋・内側広筋・中間広筋**の４つです．

4つの筋のうち, **大腿直筋**のみが**二関節筋**です. ちなみに二関節筋の定義は, 「2つ以上の関節」をまたぐ筋です. 「2つの関節」をまたぐ筋が二関節筋ではありませんからね. ちなみに大腿直筋は股関節と膝関節をまたいでいるので, 収縮した際には股関節の屈曲と膝関節の伸展が起こります.

外側広筋と**内側広筋**の起始部はそれぞれ, **粗線の外側唇と内側唇**です. これらは大腿骨後面の構造物です*. つまり大腿四頭筋のうち, 外側広筋と内側広筋は大腿骨の後面からも起こっていることになります.

あと大腿四頭筋と併せ, **膝関節筋**も覚えておきましょう. 膝関節筋は中間広筋の深層にある筋で, 膝の関節包と膝蓋上包に付着しています. 「マニアックな筋だなぁ」なんて思わないでくださいよ. 膝関節筋は膝関節を伸展する際に関節包を上方に引く, 重要な役割をもっています.

大腿の後側コンパートメントの筋

大腿の後部コンパートメントの筋と言えば, **ハムストリングス**です. あまりに有名な筋群ですよね. ハムストリングスは厳密には**半腱様筋, 半膜様筋, 大腿二頭筋長頭**の総称ですが, **大腿二頭筋短頭**を含めて扱われる場合が多いです. 大腿二頭筋短頭の作用は膝関節の屈曲なのに対し, 半腱様筋・半膜様筋・大腿二頭筋長頭は二関節筋なので股関節伸展にも働きます.

またハムストリングスは, **内側ハムストリングス**と**外側ハムストリングス**に区分して扱われることが多いです.

・内側ハムストリングス：半腱様筋, 半膜様筋
・外側ハムストリングス：大腿二頭筋長頭・短頭

内側と外側のハムストリングス, 「どっちが内側だっけ?」とわからなくなっ

---

* 4講p121参照

てしまう学生さんも多いようです．内側ハムストリングスのうち，半腱様筋
は鵞足を構成する構造物でしたよね．なので内側ハムストリングスは半腱様
筋と半膜様筋，大腿二頭筋長頭・短頭が外側ハムストリングスだと覚えてく
ださい．

またハムストリングスには股・膝関節の内旋・外旋の作用もあるのですが，
解剖学書によっては記載されていないこともあります．ですが運動器を扱う
専門職としてこの作用は重要なので，しっかり覚えておきましょう．覚え方
は至ってシンプル．内側ハムストリングスは股・膝関節の内旋，外側ハムス
トリングスは股・膝関節の外旋にも働きます＊．ハムストリングスの作用，理
解できたでしょうか．

大腿の内側コンパートメントの筋

大腿の内側コンパートメントは，内転筋群によって構成されています．これ
らの筋の主な作用は，当然ながら股関節の内転です．また長内転筋・短内転
筋・薄筋は股関節の屈曲，大内転筋は股関節の伸展の作用も有しています．
構造・機能ともにわかりにくい内転筋群を，少しずつ解剖していきたいと思
います．

まず内転筋群の位置関係ですが，浅層から順に長内転筋・短内転筋・大内転
筋の順で並んでいます．一番浅層は短内転筋かなと思ってしまうかもしれま
せんが，長内転筋です．長内転筋が一番浅層になければなりません．だって
股関節前面の浅層には，長内転筋・縫工筋・鼡径靭帯が構成する三角形の構
造物がありましたよね？ そうです．大腿三角こと，スカルパ三角です．ちな
みにスカルパ三角の中には内側から順番に大腿静脈・大腿動脈・大腿神経が
並んでいます．解剖学の講義で「内からVANと覚えなさい」と習った人もい
るかと思います．ではこのV・A・N．何の頭文字でしょうか？

＊　大腿二頭筋短頭は膝関節の外旋のみ

・V：Vein（静脈）

・A：Artery（動脈）

・N：Nerve（神経）

たまに「NはNeuron^{ニューロン}ですか？」という学生さんがいますが，違いますよ．神経はNerve．Neuronは神経細胞のことですからお気をつけて．

次の短内転筋は，その全体が長内転筋によって覆われています．そして最深層にあるのが大内転筋となるわけです．

長内転筋に対して短内転筋があるのならば，大内転筋に対して小内転筋もありそうな気はしませんか？ 小内転筋の有無については，個人差があります．大内転筋の上部を貫く動脈は**第1貫通動脈**と呼ばれています．この動脈より上部の筋束がパックリと分かれている場合，その部位が小内転筋となります．なので小内転筋の有無については，エコー等で確認しない限りわかりません．

内転筋群と股関節の屈曲・伸展

先ほども説明した通り，内転筋群は股関節の内転に加えて屈曲ないし伸展の作用を有しています．この違いを，起始・停止部に着目して考えてみましょう．

長・短内転筋は恥骨から起始しているのに対し，大内転筋の起始は坐骨を中心に恥骨下枝にまで広がっています．

では，この関係を骨標本を使って確認しましょう．

右の大腿骨を内側・矢状面から見てみましょう．画面右が恥骨側（前方），画面左が坐骨側（後方）です．

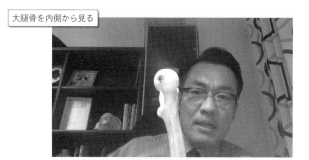

大腿骨を内側から見る

長・短内転筋は恥骨側（前方）から起こって大腿骨に向かっています．なので収縮した際には，股関節の内転＋屈曲が起こります．

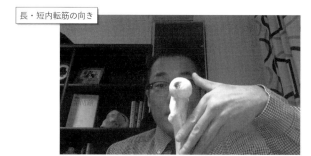

長・短内転筋の向き

それに対して大内転筋は坐骨側（後方）から起こり，大腿骨へと向かいます．

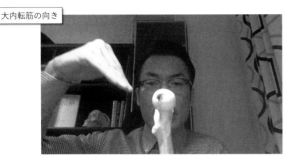

大内転筋の向き

だから大内転筋が収縮した際には，股関節の内転＋伸展が起こるわけです．
内転筋の作用は，起始の領域を踏まえたうえで理解しましょう．

大内転筋の特徴

先ほども少し触れましたが，大内転筋は閉鎖神経と脛骨神経の二重神経支配
を受ける筋です．閉鎖神経は内転筋群に分布するのに対し，脛骨神経は股関
節の後部コンパートメントの筋を支配しています．もちろん後部コンパート
メントの筋の主な作用は，股関節の伸展です．なので大内転筋の作用は，**股
関節の内転・伸展**となるわけです．

最近の理学療法士・作業療法士国家試験では，内転筋群の屈曲・伸展に関す
る問題もよく出題されています．しっかりと整理して覚えておきましょう．

薄筋と外閉鎖筋の特徴

内側コンパートメントの筋は，内転筋群を除くとあと２つ．**薄筋**と**外閉鎖筋**
です．

薄筋は長・短内転筋と同様に，恥骨から起始する筋です．そのため股関節の

作用は内転のみではなく，屈曲も加わります．停止部は縫工筋・半腱様筋とともに**鵞足**を形成していることもお忘れなく．

そして最後は**外閉鎖筋**．内側コンパートメントの中でも，最も近位に位置しています．「あれ？ 外閉鎖筋が内転筋群？」と思った人もいるかもしれません．その通り．外閉鎖筋は**深層外旋六筋**の1つです．

深層外旋六筋は**梨状筋・上双子筋・下双子筋・外閉鎖筋・内閉鎖筋・大腿方形筋**の6つの筋の総称です．確かに深層外旋六筋は，大殿筋の深層に位置する筋群です．ですが大殿筋の深層を後面から見ても，外閉鎖筋を確認することはできません．外閉鎖筋は内側コンパートメントの筋として起こった後に，5つの筋のさらに深層に付着しています．ですからテキスト133ページ右下の図4Bでは外閉鎖筋が確認できないわけです．

p133, 3章3-図4Bを見よ

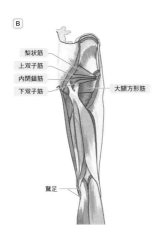

ちなみに<u>梨状筋以外の深層外旋六筋は，すべて股関節の関節包に付着しています</u>．この関係は肩関節におけるローテーターカフとよく似ていますよね*.

ちなみに深層外旋六筋の中で，最も大きい筋は何でしょう．この質問をする

---

* 2講p95参照

と大半の方は梨状筋と答えますが，実際に最も大きいのは内閉鎖筋です．また内閉鎖筋の停止腱には上・下双子筋が付着し，その後に大腿骨の転子窩に停止しています．つまり内閉鎖筋と上・下双子筋は，三頭筋のような構造をしているわけです．国家試験にここまで出題されることはありませんが，臨床的に重要な知識なので必ず覚えてください．

殿筋群と上・下殿神経

次は大腿の後部コンパートメントの上方にある殿筋群です．殿筋群の理解は，臨床的にも国家試験的にも非常に重要です．殿筋群は**大殿筋，中殿筋，小殿筋**，そして忘れちゃいけない**大腿筋膜張筋**の4つから構成されています．少し勉強している人でも，大腿筋膜張筋は忘れがちなので気を付けてください．そして殿筋群を支配するは**上殿神経**と**下殿神経**です．どの筋がどの神経に支配されているのか，整理していきましょう．

では，ここで問題です．

「殿筋群4つのうち，最も下方に付着しているのはどれでしょうか？」

答えは**大殿筋**です．他の筋は大転子よりも上方に位置していますが，大殿筋はより下方に付着しています．

大殿筋が最も下方に付着するから，支配神経は**下殿神経**となります．よって残りの3筋はすべて**上殿神経**支配となるわけです．

みなさん，**梨状筋上孔・梨状筋下孔**は覚えていますか？* 上殿神経は梨状筋上孔，下殿神経は梨状筋下孔を通過する点も押さえておきましょう．

先ほども説明しましたが上殿神経支配の筋のうち，大腿筋膜張筋は少し忘れ

---

*　第4講p116参照

られがちです．上殿神経は中・小殿筋の隙間を通過した後に，大腿筋膜張筋
に分布しています．ちなみに上殿神経に支配される筋（中殿筋・小殿筋）の
作用は股関節の外転・内旋ですが，大腿筋膜張筋には股関節の屈曲も加わり
ます．

では講義も半分が経過したので少し休憩です．軽く背伸びでもしましょう．

◆　　　◆　　　◆

下腿の後部コンパートメントの浅層と深層

いよいよ下腿です．下腿のコンパートメントは前部，後部，外側に区分され
ます．まず，後部コンパートメントから解説したいと思います．

後部コンパートメントは浅層と深層に区分して覚えましょう．書籍によって
は区分しない場合もあるのですが，筋の形態や作用が異なるので分けたほう
が理解しやすいです．浅層・深層の筋は以下の通りです．

・浅層：下腿三頭筋（腓腹筋内側頭・外側頭，ヒラメ筋）
・深層：長母趾屈筋，長趾屈筋，後脛骨筋

浅層の筋はいわゆる**下腿三頭筋**です．また深層の筋はすべて**足根管**を通過し
ています*．筋の作用については後ほど，各コンパートメントと併せて解説
します．

下腿の後部コンパートメントは浅層・深層に区分されますが，いずれも支配
するのは**脛骨神経**です．ここでみなさんに朗報です．脛骨神経が支配するの
は，下腿と大腿の後部コンパートメント．ということは下肢の後面の筋は原
則的に，脛骨神経支配となるわけです．例外は大腿二頭筋の短頭のみ．この

＊　第4講p125参照

筋だけが**総腓骨神経**です．これがわかれば半腱様筋，半膜様筋，大腿二頭筋
長頭，腓腹筋，ヒラメ筋，長母趾屈筋，長趾屈筋，後脛骨筋．そして少し忘
れられやすい足底筋や膝窩筋もすべて脛骨神経支配となります．ね，便利な
覚え方でしょ？

下腿の前部コンパートメント

下腿の前部コンパートメントの筋は前脛骨筋，長趾伸筋，長母趾伸筋，第三
腓骨筋の4つです．これらの筋は共通して足関節背屈に働きます．神経支配
はすべて**深腓骨神経**です．ちなみに外側コンパートメントの筋（長・短腓骨
筋）は**浅腓骨神経**によって支配されています．これらを踏まえ，

「前脛骨筋は浅腓骨神経支配である．○か×か」

なんて問題が国家試験ではよく出題されます．答えはもちろん×で，前脛骨
筋は深腓骨神経支配です．しっかりと区分しながら覚えていきましょう．

p138，3章3-図6を見よ

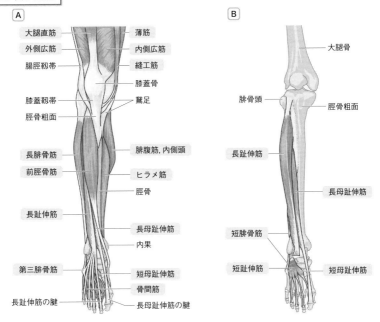

総腓骨神経の気持ちになって

先ほどの「前脛骨筋は浅腓骨神経支配か？」と問う設問，本当によく出題されます．そして間違える学生さんも，意外に多い．前脛骨筋が前方にあるから，浅腓骨神経支配かと思ってしまうのでしょうか……そう覚えてしまっている方はきっと，「総腓骨神経の気持ち」を理解していないのではないかと思うんです．いいですか．

坐骨神経は梨状筋下孔を通過した後に下行し，**脛骨神経と総腓骨神経**に分かれます．ここで名称に注目．脛骨神経，「総」腓骨神経．なぜ後者だけ「総」が付くのでしょうか？ それは**浅腓骨神経と深腓骨神経**に分かれるからです．

さてこの総腓骨神経，腓骨頭の直下を通過ながら後面から下腿の前面へと回り込みます．グルっと回り込む過程において，手前と奥に枝を出します．手

前の枝が浅腓骨神経で，奥の枝が深腓骨神経．よって外側コンパートメント
は浅腓骨神経支配，前部コンパートメントは深腓骨神経支配となるわけです．
ね，総腓骨神経の気持ちがわかれば，神経支配も簡単に覚えれるでしょ？

p139，3章3-図7を見よ

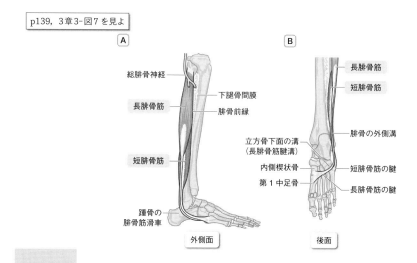

A

B

総腓骨神経
下腿骨間膜
長腓骨筋
腓骨前縁
短腓骨筋
踵骨の
腓骨筋滑車
外側面

長腓骨筋
短腓骨筋
腓骨の外側溝
立方骨下面の溝
（長腓骨筋腱溝）
内側楔状骨
第1中足骨
短腓骨筋の腱
長腓骨筋の腱
後面

前部コンパートメントの筋の作用は内がえし・外がえし？

　下腿の前部コンパートメントの筋の作用は，足関節の背屈でした．ちなみに
読み方は「あしかんせつ」でなく「そくかんせつ」ですよ．ですが筋によっ
て足関節の内がえし，ないし外がえしに働くものがあるので要注意．

　よく内がえし・外がえしのことを“内反・外反”という人がいますが，用語
としてはあまり正しくはありません．内反・外反は原則的に，病的な状態を
意味しています．内反尖足とか外反母趾とか言うでしょ？ だから「町田先生，
足関節を内反してください」と言われたら，「2週間くらい固定するから待っ
てね」と答えるしかありません．ちなみに内返し・外返しではなく，ひらが
なで「がえし」と書くのがスタンダードとなっています．

　ということで下腿の前部コンパートメントの筋の作用，特に内がえしと外が
えしに着目して解説したいと思います．

前部コンパートメントの筋の作用の覚え方

ではまず，下腿前面の中央に１本，垂線を引きます．

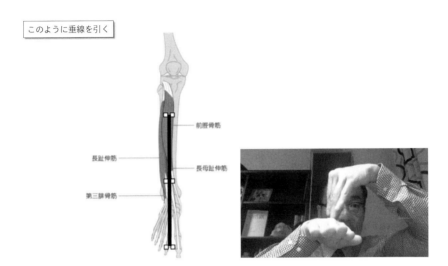

このように垂線を引く

前脛骨筋
長趾伸筋
長母趾伸筋
第三腓骨筋

結論から言うと，国家試験的に前部コンパートメントの筋の作用は<u>前脛骨筋
が背屈＋内がえし，第三腓骨筋が背屈＋外がえし</u>となります．それを踏まえ
て聞いてくださいね．

中央の線より内側，つまり母趾側の領域に筋が付着していれば，収縮した際
に母趾側を引きあげます．よって<u>内側楔状骨・第１中足骨の底に停止する前
脛骨筋が，背屈＋内がえしに働くわけです</u>．

前脛骨筋はこう動く

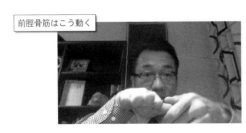
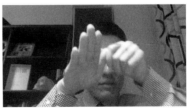

こんどは逆. 中央の線より外側, つまり小趾側の領域に付着する筋が収縮すれば, 小趾側が引き上げられます. なので第5中足骨の底に停止する第三腓骨筋の作用が, 背屈＋外がえしとなります.

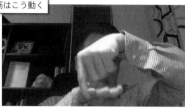 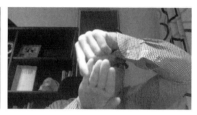

最も内側に付着する前脛骨筋が背屈＋内がえし, 最も外側に付着する第三腓骨筋が背屈＋外がえし. じゃあ長趾伸筋のうち, 小趾に停止する部位は外がえしじゃないの？ と聞かれると悩ましいところですが……なので「国家試験的には」という表現を使って説明させていただきました. 下腿の前部コンパートメントの筋の作用は, 垂線を軸に考えましょう.

ちなみに第三腓骨筋は4～8％で欠損する筋です. この点を鑑みても, 第三腓骨筋の外がえしの作用はそれほど強くないことが予測されます.

後部コンパートメントの浅層＝下腿三頭筋

では次は下腿の後部コンパートメントです. まず浅層から説明します.

後部コンパートメントの浅層は主に**腓腹筋の内側頭と外側頭**, **ヒラメ筋**によって形成されてます. いわゆる**下腿三頭筋**ですよね. ヒラメ筋の作用は足関節の底屈のみですが, 腓腹筋は二関節筋なので膝関節の屈曲も加わります.

ちなみに下腿三頭筋は, ふくろはぎのボリューム感を形成しています. でも実際には, その厚みの大半はヒラメ筋です. 腓腹筋はみなさんが思っているより, 薄い筋であることも覚えておいてください.

あと浅層の残りの筋は**足底筋**です．大腿骨の外側顆から起こった後に下行し，下腿三頭筋の踵骨腱に癒合しています．足底筋は日本人では5〜10％で欠損するので，ない人もいます．もちろんいずれの筋も，支配神経は**脛骨神経**ですからね．

p140，3章3-図8を見よ

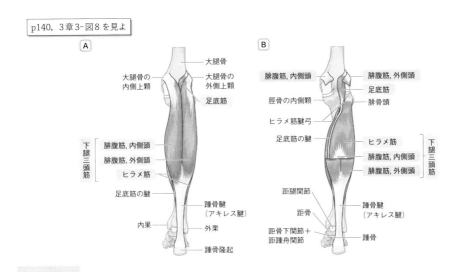

膝の後面から起こるのに，なぜ「足底筋」？

なぜ足底筋は，足底筋という名称なのでしょうか．位置的には膝窩ですよね．でも**膝窩筋**という筋は別にあるわけですが．

足底筋は本来，足部の足底腱膜と連続した構造物だったと考えられています．ですがヒトが二足歩行を獲得したのに伴い，連続性がなくなってしまいました．連続性はなくなりましたが，その名残として足底筋という名称が付けられています．どうですか，なんともいきなはからいに感じませんか？

後部コンパートメントの深層を詳しく

後部コンパートメントの深層にあるのは**長母趾屈筋，長趾屈筋，後脛骨筋**の

3つです．浅層の筋は足関節の底屈に働いていましたが，深層の筋はすべて**足関節の底屈＋内がえし**の作用を有しています．また3つの筋はいずれも，<u>足根管を通過する</u>という共通項をもっています．

p142，3章3-図9を見よ

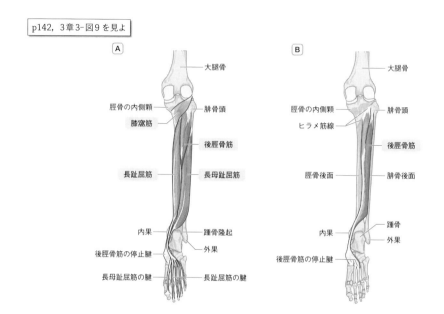

下腿後面で，3つの筋の位置を確認しましょう．母趾側にあるのが長趾屈筋で小趾側が長母趾屈筋，そしてその間に後脛骨筋が位置しています．あれ，おかしいと思いませんか？ <u>長母趾屈筋があるのは母趾側ではなく小趾側です.</u>これらの筋は下行して足根管を通過する過程でクロスし，長母趾屈筋は母趾に向かって走行するようになります．

ということで後部のコンパートメントの深層は，いずれも足根管を通過します．なので，こういった走行になります．

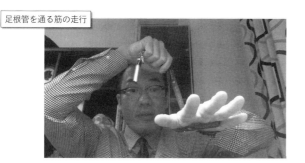
足根管を通る筋の走行

この走行で筋が収縮するとどうなるでしょうか．足関節は底屈＋内がえしします．

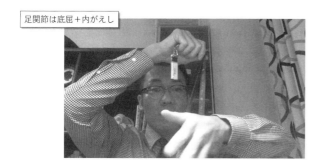
足関節は底屈＋内がえし

スマホのコードでもなんでも結構なので，わたしのマネをして確認してください．ね，底屈＋内がえしの動きになりますよね．

外側コンパートメントの筋の作用の覚え方

では外側コンパートメントの話をします．筋は**長腓骨筋**と**短腓骨筋**の2つです．これら2つの筋のうち，長腓骨筋の走行と停止部に着目しながら考えてみましょう．

長腓骨筋の停止部は内側楔状骨と第1中足骨の底です．この停止部を聞いて「あれ？」と思いませんか？ 実は停止部は前脛骨筋と同じです．前脛骨筋の

作用は背屈＋内がえしでしたね？ そして長腓骨筋は**底屈＋外がえし**です．ということは長腓骨筋と前脛骨筋は，同じ骨に付着しているのに作用は真逆ということになります．骨に付着する角度の違いが，作用が真逆となる原因です．気をつけて覚えておきましょう．

外側コンパートメントの筋はいずれも，**腓骨の外側溝**ならび**踵骨の腓骨筋滑車**を通過します．ちなみに後部コンパートメントの深層の筋はいずれも内果と踵骨の間，すなわち足根管を通過していましたよね．ではまた手を使って，外側コンパートメントの筋の作用を考えてみましょう．

わたしの母指のあたりが，内側楔状骨と第1中足骨の底だとしましょう．前脛骨筋は内側から付着するので，作用は背屈＋内がえしでした．それに対して長腓骨筋は同じ部位の底面に外側から付着するので，底屈＋外がえしとなるわけです．

長腓骨筋は底屈＋外がえし

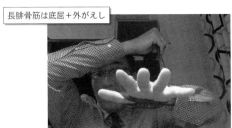 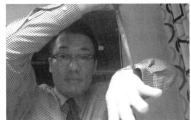

下腿の筋の総復習

では，ここまでの内容を整理してみましょう．

大腿と同様に下腿の筋も，コンパートメントの単位で覚えましょう．その方が神経支配や作用を覚えるのが楽だからです．

前部コンパートメントの筋は，基本的には足関節の背屈．そして正中より内

側は内がえし，外側は外がえしの作用が加わります．

後部コンパートメントは2層に分けて考えましょう．浅層は下腿三頭筋なので足関節に対しては，純粋な底屈．そして深層の筋は足根管を通過するので，足関節の底屈＋内がえしに働きます．

そして先ほど説明した，外側コンパートメント．これで下腿から起こる筋の作用，特に足関節の内がえし・外がえしについては，まるっと大丈夫ですね．

長・短腓骨筋はいつ使ってる？

ではみなさん，長・短腓骨筋を収縮させ，足関節を底屈＋外がえししてみてください．

> 長・短腓骨筋を収縮させよう

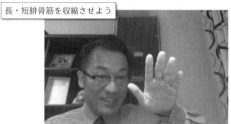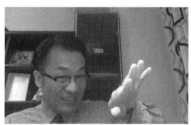

実際にやってみると，腓骨周辺にギュッと収縮を感じますよね．足がつりそうになる人もいるかもしれません．ではこの長・短腓骨筋，普段はどんな動作のときに使っているのでしょうか．そもそも普段，こんな動きをしますか？しませんよね？

長・短腓骨筋はOKCではなく，CKCで主に使っている筋です＊．

＊　運動時に遠位の肢節が動くことを**開放運動連鎖**（OKC：open kinetic chain），地面などにより遠位部が固定され近位の肢節が動くことを**閉鎖運動連鎖**（CKC：closed kinetic chain）という．

p33，図 OKC と CKC を見よ

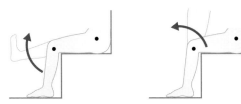

OKC，つまり足部を接地していない状態で収縮させると「普段使っているのかな」と疑問を感じるかもしれません．ですが実際には，足部が接地をした状態での歩行の蹴り出しに関与しています．

長・短腓骨筋に限らず，下肢の筋の大半は OKC よりも CKC で作用する場面が多いです．他の筋も同様に，CKC ではどのように働くか考えてみてください．

足部の筋もちゃんと覚えよう

足部の筋に関してははっきリ言って，各職種の国家試験の出題頻度は低いです．ですが出題されるか否かと臨床の重要性とは，まったく関連性はありませんよね．当然の話です．

「国家試験対策で勉強しなかった」なんて理由は，臨床では通用しません．しっかりと要点を押さえておきましょう．

下腿・足部は屈筋側が層が多く，伸筋側は層が少ない．これは上肢の前腕・手部と同じですね．

ちなみに足背の筋は**短趾伸筋**と**短母指伸筋**の2つしかありません．それを踏まえ，少し実技をしてみましょう．

みなさん，足底面を地面に着けてください．

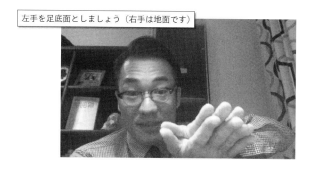
左手を足底面としましょう（右手は地面です）

では，母趾を伸展してください．これは容易にできますよね．

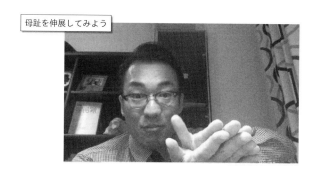
母趾を伸展してみよう

では，次は小趾を伸展してください．う～ん．あがりますか？

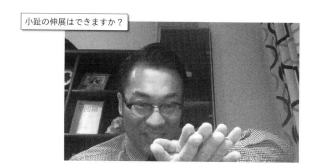
小趾の伸展はできますか？

たまに動く人はいますが，基本的には動きません．この差には，短趾伸筋の停止部が関与しています．

p143，3章3-図10 を見よ

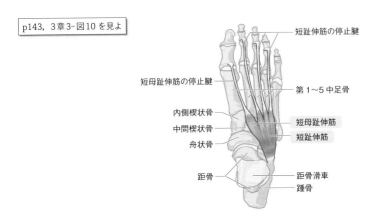

改めて足背の筋を図で確認しましょう．短母趾伸筋は母趾に向かい，短趾伸筋は……あれ？ よく見ると小趾には付着していません．ということで小趾伸筋が小趾に停止しないため，小趾の伸展は行いにくいということです．

足底の筋

足底の筋は4層構造になっています．では1層ずつ説明していきましょう．

最も浅層にあるのは**短趾屈筋**を中心に，小趾外転筋と母趾外転筋の3つです．そしてその深層は**長趾屈筋**がある層なのですが，この構造には要注意．

長趾屈筋は下腿後面の深層から起こった後に**足根管**を通過し，第2～5趾の末節骨の底に停止しています．その長趾屈筋に停止する筋が**足底方形筋**で，起始する筋が**虫様筋**です．

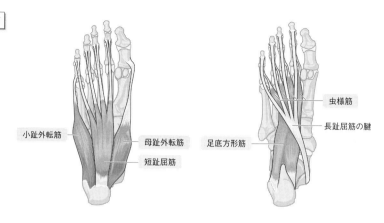

小趾外転筋　母趾外転筋　短趾屈筋　足底方形筋　虫様筋　長趾屈筋の腱

長趾屈筋は足根管を通過した後で足底を斜めに走行し，各足趾に停止してます．普通に考えればこの筋が収縮すれば，小趾側が優位な足趾の屈曲が起こるはずです．

長趾屈筋のみが働いた場合の足趾の屈曲

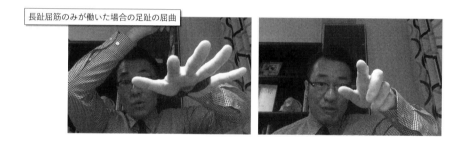

ですがわたしたちは，均等に第2〜5趾を屈曲させることができます．
このときに働いているのが，足底方形筋です．この筋の働きによって長趾屈筋のベクトルは修正され，まっすぐ足趾を屈曲することができるわけです．

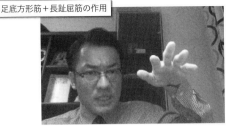
足底方形筋＋長趾屈筋の作用

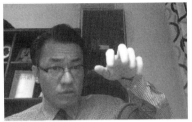

こういった構造や機能は，臨床的にも非常に重要です．足趾の機能もしっかりと診ることができる医療従事者になってくださいね．

振り返り

では振り返りましょう．

まず股関節周囲の筋．肩関節周囲の筋との違いも含め，説明しましたよね．

下肢の筋の構造を覚えるうえで，筋膜についても話をしました．浅筋膜や深筋膜，筋間中隔などの構造を踏まえ，各コンパートメントの説明もできるようになってください．

大腿と下腿のコンパートメントについては，かなり時間を割いて説明しました．それぞれ3つずつですが，違いもありましたよね．神経支配・作用も含めて覚えてください．

次は鵞足です．縫工筋・半腱様筋・半膜様筋が構成する部位でしたよね．解剖学用語ではありませんが，深鵞足が何だったかも覚えておきましょう．

内転筋群は起始部の違いにより，股関節の屈曲・伸展に働くものがありましたね．骨標本を使って示せるようになってくださいね．

深層外旋六筋と殿筋群の話もしました．外閉鎖筋や大腿筋膜張筋についても，覚えていただけたでしょうか．

下腿の筋の内がえし・外がえしの作用，覚えるポイントありましたよね．しっかりと筋の走行をイメージしながら，作用を考えましょう．

足部の筋も是非，覚えてくださいね．ちなみに第3層は短母趾屈筋・母趾内転筋・短小趾屈筋，第4層は底側・背側骨間筋によって構成されています．

以上です．それではみなさん，お疲れ様でした．

＜第5講 終了＞

下肢の筋

【腸腰筋】

腸骨筋と大腰筋の総称

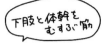
下肢と体幹をむすぶ筋

【コンパートメント（筋区画）】

筋間中隔（筋膜の一部）でエリア分け.
同一神経支配を受ける.

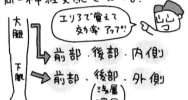

エリアで覚えて交り率アップ!

大腿 → 前部・後部・内側
下腿 → 前部・後部・外側
（浅層 深層）

【大腿前部 コンパートメント】

大腿四頭筋, 膝関節筋

大腿直筋 ──[二関節筋]
外側広筋
内側広筋
中間広筋

[二関節筋]
2つ以上の関節をまたぐ筋

股関節屈曲
膝関節伸展

股
膝

【大腿内側 コンパートメント】

長内転筋
短内転筋 ─ [内転筋群 だけど]
大内転筋 → 内転 + 屈曲
　　　　　→ 内転 + 伸展
薄筋
外閉鎖筋

深層外旋六筋
　梨状筋・上双子筋・下双子筋
　外閉鎖筋・内閉鎖筋・大腿方形筋

【大腿後面 コンパートメント】

ハムストリングス

[内側]
半腱様筋
半膜様筋

[外側]
大腿二頭筋
　　長頭
　　短頭

【下腿後部 コンパートメント】

浅 ─ 下腿三頭筋
深 ┌ 長母趾屈筋
　 │ 長趾屈筋
　 └ 後脛骨筋

底屈 + 内がえし

下腿後面コンパートメントは
全て 脛骨神経
おぼえやすーい。

【下腿前部 コンパートメント】

前脛骨筋
長趾伸筋
長母趾伸筋
第三腓骨筋

内がえし

内反・外反は病的な意味ちがうよ!

外がえし

足部の動き

外側（小趾側）の筋
背屈 + 外がえし

内側（母趾側）の筋
背屈 + 内がえし

【下腿外側 コンパートメント】

長腓骨筋 ─ [底屈 + 内がえし]
短腓骨筋

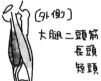

@ryoko_PT

おわりに

　Stay's Anatomyの最終巻，運動器編を最後まで読んでいただき，本当に有難う
ございました．非常に多くのポイントをStay's Anatomy流の切り口で講義しま
したが，ご理解いただけたでしょうか．少しでも「解剖学って楽しいんだな」と
思っていただければ，著者として非常に光栄です．

　これまでStay's Anatomyの運営に際し，本当に多くの方々が知恵と力を貸し
てくれました．運営を支えて下さった株式会社gene代表取締役の張本浩平先生，
技術面でバックアップして下さった理学・作業療法士国家試験専門オンライン塾
鰐部ゼミナールの鰐部雄心先生，広報に協力して下さったアークメディカルジャ
パン株式会社 代表取締役の坂元大海先生，綺麗で楽しいグラレコでStay's
Anatomyを彩ってくれた豊原亮子先生，Stay's Anatomyの名付け親である森田
佳祐先生，運営スタッフとして支援して下さった田中めぐみ先生には心から御礼
を申し上げたいと思います．また，Stay's Anatomyの書籍企画を立ち上げてくれ
た株式会社 羊土社様，特に講義のライブ感を誌面に完璧に再現してくれた担当の
冨塚達也様には謝意を表したいと思います．

　これにてStay's Anatomyの書籍シリーズはひとまず完結です．ですが当面，月
1回の配信はボランティアとして継続する予定です．是非，町田の講義が聞きた
いなと思ったら，いつでも視聴に来てください．末筆ではございますがCOVID–19
が一日も早く収束し，皆様と対面でお会いできる日が来ることを心から願ってい
ます．

2021年7月

町田志樹

索 引

著者プロフィール

町田志樹

了德寺大学健康科学部理学療法学科・医学教育センター. 博士（医学）

新潟リハビリテーション専門学校（現　新潟リハビリテーション大学）卒業. 2010年より順天堂大学 大学院医学研究科 解剖学・生体構造科学講座 研究生として解剖学を研究し, 2015年に同大学博士課程を修了し博士（医学）を取得（入学資格審査合格のため, 修士課程免除）.

解剖学の知識と医療系養成校の教員としての経験を活かし, コメディカルにむけた解剖学の再学習・再構築をコンセプトにした講習会「いまさら聞けない解剖学」と解剖学オンライン講義「Stay's Anatomy」を主催している. 著書に「PT・OT ビジュアルテキスト専門基礎 解剖学」（羊土社, 2018）,「町田志樹の聴いて覚える起始停止」（三輪書店, 2019）,「Stay's Anatomy 神経・循環器編」（羊土社, 2020）,「町田志樹の聴いて覚える中枢・末梢神経」（三輪書店, 2020）,「Stay's Anatomy 臓器編」（羊土社, 2021）,「病態動画から学ぶ臨床整形外科的テスト」（ヒューマン・プレス, 2021）など.

Stay's Anatomy 運動器編
99%が理解できた解剖学オンライン講義

2021年8月10日　第1刷発行

著　者　町田志樹

発行人　一戸裕子

発行所　株式会社　羊　土　社
　　　　〒101-0052
　　　　東京都千代田区神田小川町2-5-1
　　　　TEL　　03（5282）1211
　　　　FAX　　03（5282）1212
　　　　E-mail　eigyo@yodosha.co.jp
　　　　URL　　www.yodosha.co.jp/

© YODOSHA CO., LTD. 2021
Printed in Japan

ISBN978-4-7581-0252-0

装　幀　山口秀昭（Studio Flavor）

印刷所　日経印刷株式会社

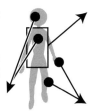
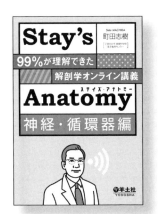

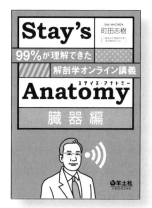
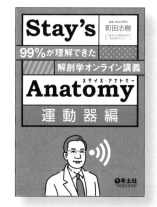
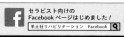

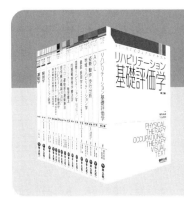

理学療法士・作業療法士をめざす学生のための新定番教科書

PT・OT
ビジュアルテキストシリーズ

シリーズの特徴

○ 臨床とのつながりを重視した解説で,座学〜実習はもちろん現場に出てからも役立ちます

○ イラスト・写真を多用した,目で見てわかるオールカラーの教科書です

○ 国試の出題範囲を意識しつつ,PT・OTに必要な知識を厳選.基本から丁寧に解説しました

専門基礎
リハビリテーション医学
安保雅博／監,渡邊　修,松田雅弘／編
定価 6,050円(本体 5,500円＋税10%)
430頁　ISBN 978-4-7581-0231-5

専門基礎
解剖学

坂井建雄／監,町田志樹／著
定価 6,160円(本体 5,600円＋税10%)
399頁　ISBN 978-4-7581-0234-6

専門基礎
運動学
山﨑　敦／著
定価 4,400円(本体 4,000円＋税10%)
223頁　ISBN 978-4-7581-0244-5

局所と全身からアプローチする
運動器の運動療法
小柳磨毅,中江徳彦,井上　悟／編
定価 5,500円(本体5,000円＋税10%)
342頁　ISBN 978-4-7581-0222-3

身体障害作業療法学1
骨関節・神経疾患編
小林隆司／編
定価 3,520円(本体3,200円＋税10%)
263頁　ISBN978-4-7581-0235-3

姿勢・動作・歩行分析
臨床歩行分析研究会／監,畠中泰彦／編
定価 5,500円(本体 5,000円＋税10%)
230頁　ISBN 978-4-7581-0796-9

内部障害理学療法学
松尾善美／編
定価 5,500円(本体 5,000円＋税10%)
335頁　ISBN 978-4-7581-0217-9

身体障害作業療法学2
内部疾患編
小林隆司／編
定価 2,750円(本体2,500円＋税10%)
220頁　ISBN978-4-7581-0236-0

リハビリテーション基礎評価学 第2版
潮見泰藏,下田信明／編
定価 6,600円(本体 6,000円＋税10%)
488頁　ISBN 978-4-7581-0245-2

ADL
柴　喜崇,下田信明／編
定価 5,720円(本体 5,200円＋税10%)
351頁　ISBN 978-4-7581-0795-2

地域リハビリテーション学　第2版
重森健太,横井賀津志／編
定価 4,950円(本体 4,500円＋税10%)
334頁　ISBN 978-4-7581-0238-4